Reli Mechtler

# Reakcje stresowe jako czynniki chorobowe

Reli Mechtler

# Reakcje stresowe jako czynniki chorobowe

## Badanie medyczno-socjologiczne, wydanie 2.

Wydawnictwo Bezkresy Wiedzy

**Imprint**



Cover image: www.ingimage.com

Publisher:
Wydawnictwo Bezkresy Wiedzy
is a trademark of
International Book Market Service Ltd., member of OmniScriptum Publishing Group
17 Meldrum Street, Beau Bassin 71504, Mauritius

Printed at: see last page
**ISBN: 978-620-2-44648-8**

Zugl. / Approved by: Linz, JKU, Diss., 1984, 2. edycja. (wydanie pierwsze 1984)

Drogi czytelniku,

książka, którą posiadasz, została pierwotnie wydana pod tytułem "Stressreaktionen als Krankheitsfaktoren", ISBN 978-3-8381-2007-2.

Jego publikacja w języku polskim jest możliwa dzięki zastosowaniu najbardziej zaawansowanej sztucznej inteligencji dla języków.

Technologia ta, uhonorowana pierwszą w historii Honorową Nagrodą Sztucznej Inteligencji w Berlinie we wrześniu 2019 r., naśladuje sposób działania ludzkiego mózgu, dzięki czemu jest w stanie uchwycić i przetłumaczyć nawet najmniejsze niuanse w bezprecedensowy sposób.

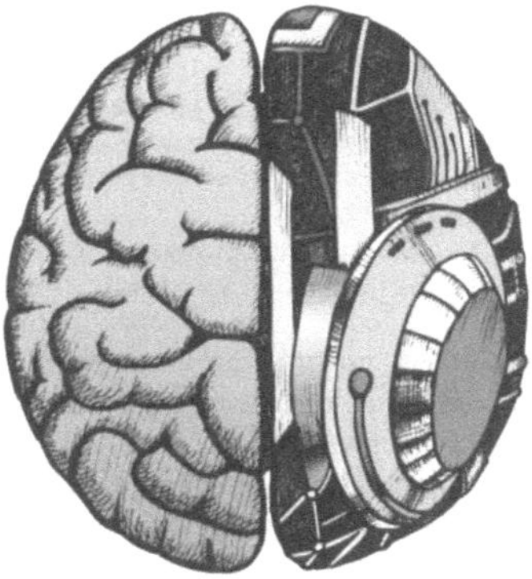

Mamy nadzieję, że znajdą Państwo wiele satysfakcji z tej książki i uprzejmie prosimy o uwzględnienie wszelkich rozbieżności językowych, które mogłyby wyniknąć z tego procesu.

Miłego czytania!

Wydawnictwo Bezkresy Wiedzy

# Inhaltsverzeichnis

**Uwagi wstępne**

Fakt, że choroby psychiczne i fizyczne związane ze stresem stały się w ostatnich dziesięcioleciach poważnymi problemami zdrowotnymi, jest decydującym czynnikiem w teoretycznych rozważaniach leżących u podstaw tej pracy.

Oprócz znanych czynników ryzyka, takich jak podwyższone ciśnienie krwi, nadwaga i leki uzależniające, próbuje się ustalić powiązania między innymi czynnikami społecznymi i psychospołecznymi wpływającymi na chorobę. Choroba nie może być rozpatrywana w odosobnieniu, ale jako relacja funkcjonalna. Istotne jest to, że przez chorobę rozumie się reakcję, która może przejawiać się w danym narządzie, ale która emanuje z organizmu jako całości i dotyczy go jako całości. W przeciwieństwie do tych medyczno-socjologicznych podejść, które wybierają konkretne choroby lub poszczególne aspekty, należy tutaj podkreślić, że czynniki ryzyka są coraz skuteczniejsze w połączeniu z chronicznymi lub ostrymi sytuacjami stresowymi.

W części teoretycznej niniejszej pracy podjęta zostanie najpierw próba wyprawy w schematyczne rozgraniczenie pojęcia choroby, przy czym nie tylko zakłada się socjologiczne pojęcie choroby, ale pojęcie to jest dalej definiowane i poszczególne aspekty są uwzględniane jako istotne czynniki warunkujące zdrowie lub chorobę. Wybrano podejście dynamiczne, ponieważ najlepiej nadaje się ono do wyjaśnienia związków między warunkami życia, sytuacją społeczną i szczególnymi obciążeniami jednostki z jednej strony, a sytuacją zdrowotną z drugiej strony, a także dlatego, że te powiązania są przedmiotem badań empirycznych.

Jako model teoretyczny wybrano podejście psychosomatyczne na podstawie dostępnych danych, w którym szczegółowo odniesiono się do różnych podejść stresowo-teoretycznych. Model ten obejmuje koncepcje i przyczyny, fizjologię stresu i zmiany funkcji organizmu w warunkach stresu. Poszczególne zaburzenia wegetatywne i obrazy kliniczne zawarte w badaniu, w związku z sytuacjami stresowymi, są opisane na podstawie odpowiedniej literatury.

Konkretnym "pytaniem badawczym" było to, czy powiązania między czynnikami społecznymi i psychospołecznymi, z jednej strony, a różnymi zaburzeniami zdrowotnymi i chorobami, z drugiej strony, można udowodnić za pomocą środków statystycznych.

W części empirycznej tego opracowania, w której w ogólnej praktyce uczestniczy 637 pacjentów, wykorzystano różne przykłady opisane w części teoretycznej, aby pokazać, jak mogą powstawać zaburzenia fizyczne w najważniejszych obszarach funkcjonalnych, począwszy od dolegliwości wegetatywnych, chorób układu krążenia, chorób układu pokarmowego, chorób układu mięśniowo-szkieletowego, napięcia mięśni i oddychania po przewlekłe choroby wywołane stresem społecznym i psychospołecznym. Definicja problemu i analiza danych stanowią empiryczną część tej pracy. Przedstawiono istniejące zależności między czynnikami wpływającymi a konkretnymi dolegliwościami i chorobami, a rozkład częstości występowania czynników ryzyka jest obliczany na podstawie ustaleń teoretycznych. W celu uwzględnienia faktu, że inne czynniki ryzyka mogą występować wspólnie u badanych pacjentów, za pomocą modelu ogivala utworzono grupy ryzyka. Wzajemne oddziaływanie kilku zmiennych badano za pomocą analiz regresji i kowariancji. Zajęto się również grupami chorych i różnymi czynnikami wpływającymi.

Wyniki empiryczne przedstawiane są na podstawie tych czynników, które mają istotny wpływ na poszczególne objawy.

W celu poprawy czytelności tekstu użyto męskiego oznaczenia odpowiednich terminów, przy czym oznaczenia te obejmują zasadniczo obie płcie.

# 1. ASPEKTY KONCEPCJI CHOROBY

## *1.1. Próba systematycznego rozgraniczenia pojęcia choroby.*

Nie tylko socjologiczne pojęcie choroby definiuje chorobę jako odchylenie od fizycznej lub psychologicznej normalności samopoczucia fizycznego, czy też opisuje osobę chorą jako nosiciela specyficznej roli społecznej, czyli roli osoby chorej, czyli socjologicznego pojęcia choroby, czyli pojęcia osoby chorej. [1) ] Takie teorie chorób, które odnoszą się wyłącznie do zachowania człowieka, wymagań i oczekiwań, nie mają zastosowania do tych stanów i skarg, w których osoba dotknięta chorobą nie wykazuje z zewnątrz żadnych "zachowań dewiacyjnych". Potrzeba dalszego zdefiniowania tego terminu i uznania aspektu osobistego za istotny czynnik warunkujący zdrowie lub chorobę opiera się głównie na badaniach socjologicznych nad starzeniem się. Szczególnie w przypadku osób starszych, choroba ma często zasadnicze znaczenie dla całej sytuacji osobistej i społecznej. Amann rozróżnia "obiektywne" i "subiektywne" pojęcie zdrowia. [2)] Termin "obiektywny" odnosi się do dziedzin somatycznych i psychicznych zdiagnozowanych zgodnie z kryteriami zewnętrznymi.

Termin "subiektywny" odnosi się do indywidualnych doświadczeń zdrowotnych danej osoby i uwzględnia interpretację i wypowiedź danej osoby.

Są to dwie różne perspektywy, z których widziana jest choroba. Ocena osobista jest często trudna do wyrażenia werbalnie, ale ma wysoką wartość merytoryczną dla danej osoby. [3)] Nieszkodliwe zjawiska, takie jak zaburzenia snu, bóle głowy i podobne dolegliwości wegetatywne, mogą stać się subiektywnie bardzo ważne i wywierać bardzo stresujący wpływ. Takie doznania przychodzą bardzo często, jak pokazała nasza własna ankieta. (por. rozdział 4.3).

Ważne jest jednak nie tylko to, że te zjawiska subiektywnego dobrostanu są realne dla jednostki, ale także to, że postrzegane objawy i ich interpretacja są również ważne dla oceny choroby z medyczno-klinicznego punktu widzenia. [4)] Problem tego rozróżnienia między "subiektywnymi" i "obiektywnymi" pojęciami choroby polega jednak na tym, że "obiektywność" diagnoz medycznych

relatywizuje fakt, że lekarz, w przypadku niejasnych symptomów, jest uzależniony od komunikatów pacjenta i jego zdolności do ich artykułowania. [5]
Aby uniknąć nieporozumień, bardziej celowe wydaje się rozróżnienie różnych aspektów niż "subiektywne" i "obiektywne" pojęcia choroby:[6].

a) Aspekt osobisty jest w dużej mierze identyczny z pojęciem subiektywnym, ale obejmuje również ogólne i specyficzne postawy i działania jednostki związane ze zdrowiem.

b) Aspekt społeczny - to ocena stanu zdrowia osoby przez bliskich partnerów w kontaktach. (np. rodzina, koledzy itp.)

c) Aspekt zawodowy - to diagnoza objawów choroby przez lekarzy.

Są to różne perspektywy, które muszą się wzajemnie uzupełniać, aby móc systematycznie definiować pojęcie choroby.

## *1.2 Zdrowie i choroba jako reakcja całego organizmu*

Specyfika procesów życiowych sprawia, że konieczne jest, aby nie patrzeć na poszczególne zależności w izolacji, jak fizyka i chemia, lecz uchwycić zależności funkcjonalne. Procesy życiowe są zorganizowane w bardzo specyficzny sposób i mają na celu osiągnięcie konkretnych celów. Na przykład rozwój i utrzymanie życia, adaptacja i konfrontacja z określonymi środowiskami lub obrona przed wydarzeniami i wpływami zagrażającymi życiu. [1]
Stinchcombe podsumował kluczowe cechy życia:[2]

a) Procesy życiowe reprezentują wysoce złożone, ustrukturyzowane relacje między szeregiem podprocesów, których nie można rozumieć jako jednostronnych związków przyczynowych. Organizmy żywe są zatem systemem o nadprzyrodzonej organizacji.

b) Aby zagwarantować przepływ i koordynację poszczególnych podprocesów, konieczna jest ciągła kontrola aktywności życiowej organizmu.

c) Procesy życiowe należy rozumieć przede wszystkim jako reakcje na zmiany wartości docelowych organizmu. Jest to połączenie funkcjonalne, ponieważ zmiany w pewnym "stanie normalnym" (np. ciepło ciała) wywołują odpowiednie reakcje w celu przywrócenia tego stanu docelowego. W ten sposób można wykorzystać bardzo różne działania, aby osiągnąć jeden i ten sam cel·

Analogicznie do tej charakterystyki procesów życiowych w ogóle, choroba może być również rozumiana jako reakcja całego organizmu i może być wyróżniona w różnych aspektach, ponieważ jest to kwestia zjawisk, które dnoszą się do organizmu w jego funkcjach życiowych.

Aspekt 1:
W szczególności francuski naukowiec Canguilhem3[)] wyraził pogląd, że chorobę można zdefiniować jedynie w odniesieniu do organizmu ludzkiego jako całości. Choroba rozumiana jest jako zaburzenie równowagi wewnątrz organizmu, relacji między nim a otoczeniem. (zob. również sekcja 1.2)

Aspekt 2:

Drugą cechą charakterystyczną procesów życiowych było stałe przekazywanie informacji w celu kontrolowania organizmu. W naszym przypadku to ból można nazwać nośnikiem informacji. Ból można również rozumieć jako reakcję całego organizmu. Jest to nie tylko lokalne podniecenie, ale także wyraz "konfliktu pomiędzy patogenem a jednostką jako całością". [4)] Subiektywne skargi pacjentów należy zatem uznać za poważne wskaźniki choroby i uwzględnić je w wywiadzie.

Aspekt 3:

Trzecią cechą procesów życiowych była reakcja na zmiany w "wartościach docelowych" organizmu. Nie być chorym to być rozumianym tutaj jako "biologiczna wartość docelowa".

Choroba. jako reakcja całego organizmu oznacza jednak również, że choroba jako proces organiczny nie może być rozumiana niezależnie od relacji między organizmem a jego otoczeniem, ponieważ funkcjonowanie organizmu może być rozumiane tylko w odniesieniu do określonego środowiska. [5)]

Decydującą różnicą między stosowanym tu dynamicznym pojęciem choroby a statyczno-ontologicznym pojęciem choroby jest to, że choroba rozumiana jest jako reakcja, która może przejawiać się w pewnym organie, ale która emanuje z organizmu jako całości i dotyczy go jako całości. Model statyczno-ontologiczny, który postrzega chorobę jako wyraźnie zdefiniowane zaburzenie spowodowane konkretnymi przyczynami zewnętrznymi, z pewnością odnosi się do niektórych chorób. (Typowe choroby zakaźne z wyraźnie rozpoznawalnymi patogenami). Nie jest on jednak tak dobrze dostosowany do różnych zaburzeń wegetatywnych, takich jak choroby przewlekłe.

Dlatego też wybrano podejście dynamiczne, ponieważ jest to najwłaściwsze podejście do wyjaśnienia związków między warunkami życia, sytuacją społeczną i konkretnymi obciążeniami jednostki lub pewnych grup z jednej strony, a ich sytuacją zdrowotną z drugiej strony, a także dlatego, że problemy te znajdują się w centrum naszego własnego badania.

W końcu omówiona zostanie koncepcja psychoanalityka K. Menningera. [6)] Jego rozważania na temat definicji choroby są interesujące nie tylko dlatego, że rozważa jednostkę w złożonym fizyczno-psychologicznym systemie społecznym, ale także dlatego, że zajmuje się problemami, które są bezpośrednio związane z używanym modelem stresu (patrz punkt 2). Autor wskazuje, że życie składa się z łańcucha "kolejnych podrażnień, zmian i traum", z którymi każdy z nich staje w trakcie swojego rozwoju, ale na które każdy reaguje inaczej. Istnieje szeroki wachlarz środków zaradczych, począwszy od poszukiwania przez dziecko ochrony ze strony matki, a skończywszy na strategiach i zachowaniach psychologicznych i społecznych dorosłych. Nie zawsze jednak możliwe jest osiągnięcie pożądanego celu.

Menninger odnosi się do nierozwiązanych trudności jako "zakłócenia kontroli pierwszego rzędu". Konsekwencją tego jest zwiększone ogólne napięcie, które wyraża się w nadmiernej nerwowości, zaburzeniach snu, Nadwrażliwość itp. W takich przypadkach może nie być jeszcze możliwe definitywne mówienie o chorobie, ale jak zostanie to szczegółowo opisane w następnym rozdziale, procesy te mogą prowadzić do zaburzeń czynnościowych, jeśli utrzymują się przez długi czas lub są szczególnie intensywnie doświadczane. Dyskusja na temat definicji zdrowia i choroby powinna być zakończona cytatem z Canguilhem:[7].

"Jeśli patrzysz na wielu ludzi jednocześnie, granica między normalnym a patologicznym jest całkowicie nieokreślona; jeśli jednak patrzysz na jedną i tę samą osobę przez pewien okres czasu, możesz ją bardzo dokładnie zdefiniować. Normalny w pewnych warunkach, bo normatywny, może stać się patologiczny w innej sytuacji, chociaż pozostaje taki sam. Ocena tej zmiany leży wyłącznie w gestii jednostki: cierpi ona tylko na nią i nie czuje się w stanie sprostać wymaganiom nowej sytuacji".

# 2. MODEL TEORETYCZNY

Na podstawie dostępnych danych jako model teoretyczny wybrano podejście psychosomatyczne. [1)]

Jest to prosty model, który zakłada związek między szkodliwym stresem społecznym, zaburzeniami funkcjonalnymi i chorobami. W związku z tym teoretyczne wyjaśnienia koncentrują się na fizjologii stresu i zmianach lub uszkodzeniach organizmu spowodowanych przewlekłymi reakcjami stresu. Ponadto przedstawione zostaną procesy uczenia się i strategie radzenia sobie ze stresem. Podają możliwe wyjaśnienie, dlaczego ktoś uważa daną sytuację za uciążliwą. Wyjaśnienia dotyczące pojęcia "stres" i jego przyczyn powinny być traktowane jako przesłanka i nie powinny być wyczerpujące.

Wykorzystany model może być zasadniczo przedstawiony graficznie w ten sposób:

Graphik 1:

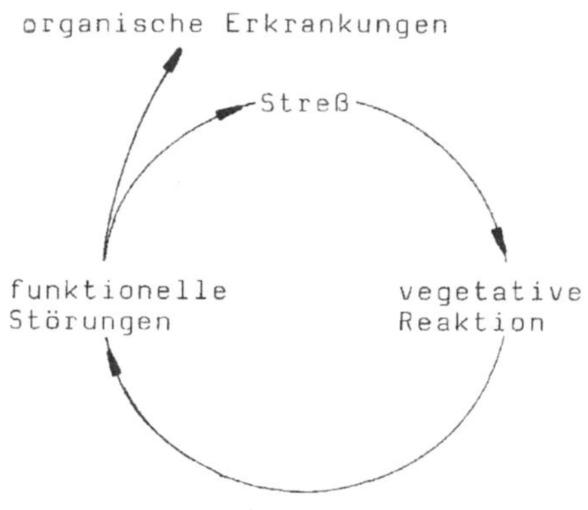


Jak już wspomniano, koncepcja ta próbuje ustalić związek między czynnikami zewnętrznymi z jednej strony, a zmianami funkcjonalnymi lub organicznymi wywołanymi przez reakcje wegetatywne z drugiej strony. Nie oznacza to jednak, że można założyć prosty związek przyczynowo-skutkowy.

Już Selye i Wolff2[)], którzy jako jedni z pierwszych zajęli się zjawiskiem stresu, wskazali, że nie można zakładać monokauzalnego związku pomiędzy obiektywnym stresorem a jakąś formą choroby. Koncepcja stresu jest przez nich opisywana jako stan w człowieku wynikający z interakcji organizmu i stanu zewnętrznego. Taka subiektywizacja pojęcia stresu angażuje jednostkę w kształtowanie podejścia.

W kolejnych rozdziałach szczegółowo omówiono poszczególne kroki i teoretyczne warunki wstępne, które muszą być spełnione, aby można było zająć się zaburzeniami funkcjonalnymi i chorobami wynikającymi z negatywnych skutków stresu.

## *2.1. Termin stres i jego przyczyny*

Stres to termin powszechny, szczególnie w naszych czasach. Wszyscy doświadczamy stresu na różnych etapach rozwoju i w różnych sytuacjach życiowych. Zaczyna się od malucha (niektórzy autorzy piszą od pierwszej sytuacji stresowej przy urodzeniu...), trwa w szkole, w życiu codziennym w pracy, w domu i we wszystkich obawach związanych z badaniami, wizytami u lekarza, negatywnych zdarzeń itp. Stres jest zatem integralną częścią naszego naturalnego kontekstu życia.

Z jednej strony, stres jest rozumiany głównie jako stresujące i nieprzyjemne warunki i sytuacje, które przynosi nam środowisko, z drugiej zaś strony definiuje procesy, które są wywoływane przez bodźce stresowe. Łazarz zaproponował zdefiniowanie zjawiska stresu w sposób prostszy niż specyficzny proces mediacji pomiędzy środowiskiem a jednostką. [1)] Uwzględnia się wymagania środowiska oraz naszą zdolność do reagowania na nie.

Wszystkie istoty żywe są wyposażone w wrodzone reakcje stresowo-alarmowe, które umożliwiają im radzenie sobie z otoczeniem. Bez stresu nie byłoby bardzo mało konstruktywnych działań lub pozytywnych zmian. Samozachowawcze i reprodukcyjne nie mogłyby mieć miejsca bez wrodzonych mechanizmów stresu wszystkich istot żywych. [2)] Jednak dla wielu ludzi, zwłaszcza w kulturach wysoko rozwiniętych i zaawansowanych technologicznie, poziom stresu stał się zbyt duży, a zatem szkodliwy. Stres dotyka ludzi w różnym wieku, obu płci, a stres nie jest wyłączną domeną menedżerów, jak to już od dawna bywa w stereotypach.

Łazarz wprowadził pojęcie zagrożenia do teorii stresu. [3] Zagrożenie pojawia się jako stymulująca konfiguracja sytuacji. To, czy dany stan jest obecnie uważany za zagrażający, zależy od indywidualnej oceny sytuacji. Pierwsza ocena jest oceną podstawową. Jeśli dana osoba postrzega sytuację jako zagrażającą, uruchamia się procesy mające na celu jej ograniczenie lub wyeliminowanie. To radzenie sobie z sytuacją poprzez określone strategie działania zostało opisane przez Łazarza jako "radzenie sobie". Procesy te są wynikiem działań poznawczych oraz wtórnej oceny sytuacji. Formy reakcji zależą od stopnia zagrożenia, charakterystyki sytuacji społecznej i struktury psychologicznej jednostki.

Istnieje jednak również wiele bodźców stresowych, które nie stają się świadome jako takie. Wiele z nich to reakcje na istniejący stres, który staje się nowym bodźcem. [4] Dotyczy to przede wszystkim różnych obaw i zmian. Wymagają one szybkiej adaptacji i są elementami zarówno pozytywnych, jak i negatywnych bodźców stresowych. Ważne jest jednak, aby odróżnić stres niszczycielski od czasami niezbędnego stresu. Jeśli przyczyna stresu jest wyraźnie rozpoznawalna i może wystąpić normalna, adaptacyjna sytuacja stresowa, jednostka powraca stosunkowo szybko do normalnego poziomu funkcjonalnego, a proces funkcjonalny organizmu nie jest zakłócony. Jeśli jednak przyczyna nie jest znana lub pozostaje niejasna lub nieokreślona, jeśli trwa przez dłuższy czas lub jeśli kilka przyczyn działa jednocześnie, wówczas równowaga psychiczna i fizyczna jest zaburzona tak długo, że szkodliwe reakcje nie mogą być usunięte tak szybko.

Fakt ten ma zasadnicze znaczenie dla stosowanego modelu stresu oraz zaburzeń funkcjonalnych i chorób z niego wynikających.

### 2.1.1. Przyczyny stresu

Termin ten odnosi się do całości wszystkich niespecyficznych czynników stresogennych (czynników stresogennych), które mają wpływ na daną osobę i które powodują reakcję stresową u danej osoby. [5] Niekonkretne, ponieważ te same czynniki stresogenne wywołują reakcję u niektórych osób, a nie u innych.

Zasadniczo dwa efekty można przypisać czynnikowi stresogennemu. Efekt niespecyficzny: np. wystąpienie napięcia i efekt właściwy dla danego bodźca: np. uszkodzenie ucha wewnętrznego spowodowane hałasem. Ten podwójny efekt odróżnia koncepcję stresu od modelu współczynnika ryzyka. [6] Czynnik ryzyka przypisuje się jedynie konkretnemu efektowi chorobotwórczemu: Palenie, na przykład, promuje pewne choroby.

Stres może być wywołany głównie przez dwa różne rodzaje naprężeń:

- stałe strukturalne czynniki stresogenne obecne w środowisku społecznym każdej jednostki oraz
- w związku ze specjalnymi wydarzeniami. Te wzajemne powiązania są badane w podejściu do zdarzeń życiowych.

Warunki środowiskowe i warunki pracy są jednymi z najczęstszych przyczyn dużego stresu w naszym obecnym społeczeństwie. Zewnętrzne i psychologiczne czynniki stresogenne są tu często bardzo trudne do oddzielenia, ponieważ często oba razem stają się czynnikami wywołującymi stres.

Istnieją badania, które próbowały zidentyfikować zawody szczególnie narażone na stres, jednak ich wyniki są zbyt różne, aby można je było przedstawić w tym miejscu. Istnieje jednak zgoda co do tego, że praca w nocy, praca w systemie zmianowym, praca w systemie akordowym, hałas, zgiełk i monotonia są szczególnie stresujące dla ludzi. Ponadto istniejące konflikty z kolegami w pracy lub z przełożonymi, niezadowolenie w pracy, przepracowanie z powodu odpowiedzialności, presja czasu, podwójne obciążenie pracą pracującej gospodyni domowej itp. często prowadzą do wielkich napięć i problemów zdrowotnych. Wpływy te nie tylko zwiększyły ryzyko wypadków w miejscu pracy, ale również umożliwiły ustalenie korelacji ze wskaźnikami fizycznymi.

Reakcje stresowe, np. wysokie ciśnienie krwi, zwiększona zawartość tłuszczu we krwi lub zwiększona częstotliwość pulsu. [8)]
Nie należy zapominać, że nie tylko obciążenie pracą, ale także warunki socjalne mogą powodować zjawiska stresu. W tym przypadku należy wziąć pod uwagę wzmocnienie i złagodzenie skutków wynikających z interakcji między pracą, rodziną i czasem wolnym. W tym kontekście Łazarz wskazuje na znaczenie "wsparcia społecznego", co oznacza, że pomoc emocjonalna osoby lub grupy9[)] decyduje o tym, czy osoba czuje się komfortowo w swoim najbliższym otoczeniu społecznym.

W wielu przypadkach są to interakcje emocjonalne pomiędzy jednostką a społeczeństwem. Z teorii stresu można wywnioskować, że społeczne czynniki stresogenne stają się znaczące tylko wtedy, gdy wywołują efekt emocjonalny i motywacyjny.

Zależy to od emocjonalnej pobudliwości jednostki. [10)] Głównie psychologiczne czynniki stresogenne są trudne do wykrycia, ponieważ wykazują one jedynie reakcje fizjologiczne jako konsekwencje. W literaturze wymienia się przykładowo niektóre czynniki: m.in. zwięzłość przestrzenną, brak czasu, pośpiech i pośpiech, irytację optyczną, także w środkach masowego przekazu i telewizji.

### 2.1.2. Podejście do zdarzeń życiowych

Jednak reakcja na stres występuje również często w związku ze szczególnymi zdarzeniami życiowymi. Ta nowa kategoria zapewnia bardziej dynamiczne podejście. Badanie zdarzeń życiowych opiera się na zdarzeniach istotnych pod względem biograficznym i bada związek między naturą, zakresem i znaczeniem społecznym takich zdarzeń a rozwojem choroby. [11)]

Przede wszystkim wydarzenia zmieniające życie, takie jak śmierć partnera, rozwód itp. są uważane za istotne z biograficznego punktu widzenia. Rating opiera się na "Skali Ratingowej Dostosowania Społecznego"[12], która została opracowana przez amerykańskich naukowców Holmesa i Rahe'a na podstawie licznych opracowań. (patrz załącznik).

Skala ta obejmuje nie tylko zdarzenia wywołujące negatywne bodźce stresowe, ale również zmiany radosne, takie jak małżeństwo, rozwój rodziny, pogodzenie się z małżonkiem itp. Tabela Holmesa i Rahe'a jest używana do krzyżowania zdarzeń, które miały miejsce w ciągu ostatniego roku. Punkty są następnie dodawane do siebie. Holmes i Rahe podali jako wytyczne, że przy całkowitym wyniku ok. 150 istnieje prawdopodobieństwo, że zmiana stanu zdrowia będzie odczuwalna w granicach od 50 do 50. Przy ponad 300 punktach prawdopodobieństwo zachorowania wzrasta do prawie 90%.

Podkreśla się, że niekorzystne wpływy, przynajmniej te, które wywołują stres psychiczny, zależą nie tylko od liczby zdarzeń, ale także od znaczenia zmian, które powodują. Pearlin i Lieberman wyraźnie zaznaczyli, że decydujące znaczenie ma nie liczba, lecz "jakość" zmiany. [13]
Podsumowując, można powiedzieć, że wydarzenia zmieniające życie można uznać za czynniki stresowe. Jednak z pewnością nie ma sensu zastępowanie badań nad strukturą zorientowanych na wydarzeniami badaniami nad stresem. Oba aspekty muszą być raczej powiązane ze sobą. Przyglądając się poszczególnym czynnikom w odosobnieniu, nie jest możliwe określenie całkowitego wpływu.

## *2.2 Fizjologia stresu*

Żaden szczegółowy opis niezwykle skomplikowanych procesów biochemicznych i neurologicznych nie powinien i nie może być podany w kontekście tej pracy. Aby zrozumieć związek między reakcjami fizycznymi i emocjonalnymi i przenieść je na stosowany model stresu, wystarczy przedstawić procesy fizjologiczne, które zazwyczaj zachodzą nieświadomie w sytuacjach ekstremalnych, w uproszczonych schematach.

### 2.2.1 Pojęcie homeostazy

Zdolność organizmu do utrzymania jego stanu wewnętrznego na rozsądnym poziomie jest nazywana homeostazą. Funkcje życiowe organizmu, takie jak oddychanie, krążenie krwi i temperatura ciała, są regulowane w taki sposób, aby zapewnić przetrwanie organizmu, a równowaga funkcjonalna zawsze powraca do "normalnego stanu". Różni się to od indywidualnych do indywidualnych. Na przykład, gdy zmniejsza się niezbędna ilość płynu w organizmie, mechanizm homeostatyczny powoduje, że czujemy pragnienie, aby przywrócić odpowiednią ilość płynu w organizmie. [1)] Cannon był jednym z pierwszych badaczy stresu, który zbadał funkcję mechanizmów homeostatycznych. Doszedł do wniosku, że ten mechanizm równowagi przeciwdziała destrukcyjnym skutkom szkodliwych bodźców w celu utrzymania równowagi stanu wewnętrznego. [2)]
Zgodnie z tym, stres istniał dla Cannona, kiedy równowaga homeostatyczna została zakłócona lub napięta ponad normę. Jego eksperymenty wykazały, że zmiany w nadnerczach i układzie współczulnym zachodzą zarówno u ludzi, jak i u zwierząt, kiedy są one narażone na ekstremalne bodźce.

W jaki sposób ten stan równowagi jest wielokrotnie przywracany w pewnych granicach w zdrowym człowieku, nawet po "błędach",

Grafika 2 pokazuje, w jaki sposób ludzie są w stanie szybko dostosować się do różnych wymagań, nawet w zakresie funkcji ciała.

Graphik 2: Normaler Aktivierungs- und Anpassungsprozeß
bei Anforderungen aus der Umwelt. 3)

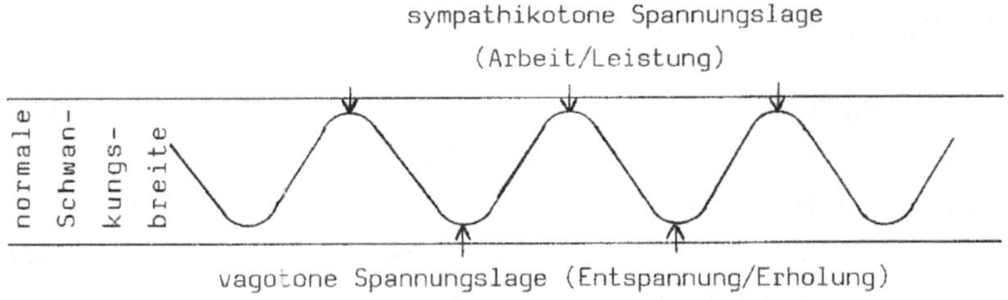


Dwie oddzielne, ale współzależne części systemu wegetatywnego są odpowiedzialne za regulację zmian i ustanowienie wewnętrznej równowagi. Współczujący i przywspółczulny układ nerwowy.

Ludzki układ nerwowy jest podzielony na obszar arbitralny i autonomicznie kontrolowany. Myślenie, zachowanie i wszystkie działania, które świadomie kontrolujemy, odbywają się za pośrednictwem arbitralnego lub motorycznego układu nerwowego, który obejmuje również korę mózgową. Z drugiej strony, wszystkie procesy, które nieustannie zachodzą nieświadomie w organizmie, są kontrolowane przez autonomiczny lub wegetatywny układ nerwowy. Dotyczy to procesów takich jak oddychanie, trawienie, aktywność serca, ciśnienie krwi, temperatura ciała itp. Kontrola tych procesów życiowych przez system wegetatywny odbywa się z jednej strony za pomocą najmniejszych impulsów, a z drugiej strony poprzez uwalnianie hormonów we krwi. Celem całej kontroli wegetatywnej jest utrzymanie wszystkich funkcji organizmu w stanie równowagi pomiędzy napięciem i odprężeniem, napięciem i regeneracją.

Wegetatywny układ nerwowy obejmuje:

Różne obszary mózgu, zwłaszcza diencefalon z podwzgórzem i przysadką mózgową, pnia mózgu z siatkówką formatio oraz nerwy wegetatywne z dwoma gałęziami współczulnymi i przywspółczulnymi (vagus), które łączą mózg ze wszystkimi organami wewnętrznymi, mięśniami, układem żył i skórą.

Podczas niezbędnych procesów aktywacji, sygnały alarmowe są wysyłane z kory mózgowej, a także z pnia mózgu do diencefalonu. Podwzgórze i przysadka mózgowa aktywują całe ciało za pośrednictwem wegetatywnych dróg nerwowych i przy pomocy hormonów. Aktywacja ta następuje przede wszystkim poprzez nerwy współczulne. Faza ta określana jest zatem również jako poziom napięcia współczulnego. Zmiany zachodzące w poszczególnych narządach podczas reakcji aktywacji są opisane bardziej szczegółowo poniżej.

Przełączenie ciała na relaksację przebiega w podobny sposób. Pień mózgu i kora mózgowa sygnalizują teraz diencefalonowi, że nie ma potrzeby dalszej aktywności. Następnie system wegetatywny przełącza się na regenerację. Stan ten koordynują głównie nerwy błędne, przeciwnicy układu współczulnego, dlatego mówimy o wagotonicznym napięciu. [4)]

Podsumowując, można powiedzieć, że w razie potrzeby (np. niebezpieczna sytuacja lub wymóg wydajności), myślenie i zachowanie koncentrują się na rozwiązaniu tego problemu. Jednocześnie, wegetatywny układ nerwowy otrzymuje impulsy poprzez różnorodne połączenia między korą mózgową, pniem mózgu i diencefalonem. Późniejsza aktywacja i rozluźnienie całego ciała oraz związane z tym zmiany w organach następują automatycznie. Te automatyczne reakcje wegetatywne zmieniają się w granicach "normalnych", tzn. istnieje regularna faza relaksacji. W przypadku wystąpienia nadzwyczajnych obciążeń lub gdy faza aktywacji jest bardzo długa, trwa długo, wtedy równowaga organizmu jest w niebezpieczeństwie i są błędne kierunki, które należy nazywać reakcjami stresowymi.

## 2.2.2 Reakcja organizmu na stres

Zadaniem mechanizmu stresu jest generowanie mechanizmów obronnych, tj. reakcja aktywacji jest spowodowana w organizmie. Procedura ta została już szczegółowo opisana w poprzedniej sekcji. Jeśli proces przyjmie taką formę, nie będzie żadnych skutków ubocznych.

Jak wegetatywny układ nerwowy osoby zdrowej reaguje na nadzwyczajne obciążenie? Reakcja naprężeniowa jest podobna do normalnej reakcji aktywacji, ale jest znacznie szybsza i silniejsza. Zmiany fizjologiczno-logiczne są, jak już wspomniano, pośredniczone przez część ludzkiego diencefalonu, tzw. podwzgórza. Jeśli podwzgórze jest pobudzane przez stresor, w ruch wprawia się złożoną sekwencję procesów neurologicznych i biochemicznych, które z kolei wywołują zmiany funkcjonalne w prawie wszystkich częściach ciała. Ten niezwykle skomplikowany proces biochemiczny i neurologiczny zostanie teraz przedstawiony w uproszczonej formie.

Wegetatywny układ nerwowy wprawia organizm w ruch dostosowując się do stresu. Jest on bezpośrednio aktywowany przez podwzgórze, które jednocześnie pobudza przysadkę mózgową do uwolnienia do krwioobiegu bardzo szczególnego czynnika biochemicznego, hormonu adrenokortykotropowego. Termin "hormon przysadki mózgowej ACTH" jest powszechnie stosowany w literaturze5). ACTH stymuluje korę nadnerczy do wydzielania jej hormonów do systemu, który inicjuje ogólną reakcję na stres. Ostatnio dokonano rozróżnienia między dwoma rodzajami stresu i ich wpływem na organizm. [6)]
Ostry stres spowodowany bezpośrednim zagrożeniem i koniecznością natychmiastowej reakcji. W takim przypadku ACTH aktywuje w tym celu Rdzeń nadnerczy do uwalniania adrenaliny i noradrenaliny.

Mówi się zatem o "gorączce adrenaliny", z nagłym podnieceniem lub stymulacją.

Drugim jest chroniczny stres, który nagle trwa dłużej. ) Prowadzi to do uwalniania kortykosteroidów z kory nadnerczy, które następnie są obecne w dużych ilościach we krwi. Jeśli ten stan utrzymuje się przez dłuższy czas, ciśnienie krwi wzrasta, a różne organy są uszkodzone. [8)] (por. tabela 4, która wyraźnie wskazuje na zwiększone ryzyko wystąpienia choroby nerek w przypadku wysokiego ciśnienia krwi).

Następny rozdział opisuje zmiany spowodowane przez te procesy biochemiczne w całym organizmie.

### 2.2.3 Ogólny zespół adaptacyjny Selye'a

Pierwszą z nich jest Hans Selye, endokrynolog, który zajmował się nierozłożonymi, długotrwałymi reakcjami stresowymi. W latach trzydziestych XX wieku zastosował podejście Cannona, przeprowadzając badania laboratoryjne na zwierzętach w celu wykazania wpływu stresu na funkcjonowanie organizmu. Jako czynniki stresogenne wykorzystano ekstremalne ciepło i chłód, wstrząsy elektryczne, ograniczenie swobody ruchu itp. Każdy z tych stresorów wykazał swój specyficzny wpływ na reakcje organizmu. 9) Zwierzęta te wykazały zmiany fizjologiczne, takie jak powiększenie nadnerczy, zmniejszenie grasicy i węzłów chłonnych w pachachach i pachachach oraz krwawiące owrzodzenia w przewodzie pokarmowym. Rzeczywistym odkryciem było jednak to, że w swojej dalszej pracy Selye odkrył stały zespół zmian, który występuje w wielu ekstremalnych sytuacjach, niezależnie od konkretnego bodźca stresowego. Z tego doszedł do wniosku, że najbardziej różne sytuacje są sygnalizowane jako stan stresu i że odpowiednie procesy fizjologiczne w organizmu do podjęcia działalności.

Selye nazwał Ogólny Zespół Adaptacyjny (G.A.S.) sumą tych specyficznych procesów aktywowanych przez dowolną ilość różnych bodźców. Według Selye, G.A.S. składa się z trzech faz. Są one często określane w literaturze jako trzy etapy reakcji na stres. 10)

Po pierwsze, pojawienie się stresora wywołuje reakcję alarmową. W pierwszej chwili wegetatywny układ nerwowy przełącza się na napięcie wagotone, czyli faktycznie na odprężenie. To jest to, co jest znane jako "przerażająca sekunda". Ale zaraz potem pojawia się silna reakcja sympatyczna, dostosowanie do aktywności. W tym momencie mobilizowany jest cały mechanizm stresu, który został już szczegółowo opisany. Podczas fazy alarmowej, wydzieliny gruczołów nadnerczy gwałtownie rosną. Całe ciało jest ustawione na aktywność. Na pierwszym planie tej wrodzonej reakcji była dawniej walka lub lot. Jednym z najważniejszych zadań G.A.S. jest delegowanie zarządzania bodźcem stresowym do organu lub systemu najlepiej do niego dostosowanego. Jest to odpowiednio aktywowane. To już się zaczyna.

2.2.3.1 Etap rezystora

Stopień oporu jest ogólnie definiowany jako czas, w którym ciało jest aktywowane. Okres ten został już opisany bardziej szczegółowo w najnowszej literaturze. Wydzieliny gruczołów nadnerczy ponownie się zmniejszają, a przejmuje je najlepiej wyposażony system do radzenia sobie z problemami. [11] Czas trwania tego etapu zależy od tego, jak długo trwa stresująca sytuacja lub jak długo ciało jest w stanie wytrzymać nadmierne napięcie. Potem przychodzi.

2.2.3.2 Faza wydechowa

Ponownie następuje przełączenie na poziom napięcia wagotone. Teraz jest kilka możliwości: Kiedy sytuacja stresowa zostanie przezwyciężona lub jednostka przyzwyczai się do tej sytuacji i nie będzie już uważała jej za stresującą, można rozpocząć fazę rekonwalescencji.

Jeśli jednak bodziec stresowy trwa zbyt długo, zanim dojdzie do poradzenia sobie z nim lub przyzwyczajenia się do niego, wówczas może dojść do zakłócenia normalnie dobrze skoordynowanych procesów wegetatywnych.

Reakcje alarmowe, tak jak w 1. fazie, ponownie wchodzą w życie, co powoduje zestawienie napięcia i słabości. Nawet jeśli ten 3-fazowy rytm jest zaburzony, niekoniecznie prowadzi do choroby psychosomatycznej, a reaktywność na stres nie może być utożsamiana z uszkodzeniem lub chorobą. Kompleks genez choroby jest na to zbyt wieloczynnikowy, co usłyszymy później.

Rysunek 3 pokazuje etapy reakcji naprężeniowej w ich relacji do normalnego zakresu wahań funkcji organizmu. [12]

Graphik 3: Stadien der Streßreaktion

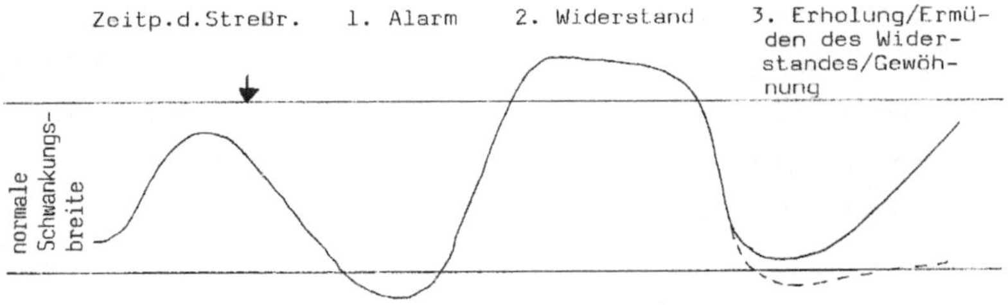

Linia przerywana pokazuje proces, gdy sytuacja trwa zbyt długo i w ten sposób procesy wegetatywne są zakłócane. Organizm nie może wejść w fazę regeneracji w czasie.

### 2.2.4 Pośrednik między czynnikami stresogennymi a zespołem adaptacyjnym

Teoria stresu i zespołu adaptacyjnego Selye'a jest powszechnie akceptowana w dotychczasowych badaniach. Pozostaje pytanie, który proces prowadzi do zupełnie innych czynników wyzwalających, z których wszystkie wyzwalają reakcję alarmową w ten sam sposób. Według Johna Masona jest to pobudzenie emocjonalne, które sygnalizuje stres i aktywuje zespół adaptacyjny. [13)] Ten stan podniecenia jest spowodowany strachem, który pojawia się, gdy stresor jest postrzegany jako zagrożenie. Wydaje się, że jest to czynnik decydujący, który pośredniczy między czynnikami stresogennymi a reakcjami stresowymi, prowadząc do rozwoju lęku i wyzwalania zespołu dostosowawczego.

Cechy szczególne postrzegania są określone przez:[14)]

a) strukturę postrzegania osobowości

b) przez specyficzne doświadczenia i odpowiadające im preprinty danej osoby,

c) przez interesy, dla których treści postrzegania są "zbierane" jako orientacja,

d) poprzez struktury informacyjne i komunikacyjne, w ramach których treści percepcyjne są rejestrowane i przekazywane,

e) poprzez role społeczne i stanowiska,

f) poprzez ustawienia, modele myślenia itp.

Ta lista daje przybliżony przegląd wielu czynników, które mają wpływ na to, czy sytuacja obiektywnie niebezpieczna jest postrzegana jako taka, czy też nie. I odwrotnie, faza alarmowa jest również wyzwalana, gdy subiektywna "błędna ocena" "sygnalizuje" stres wobec danej osoby. Pojawia się strach i pojawia się zespół adaptacyjny spada. [15)]

Podobieństwo zmian fizjologicznych w stanach lękowych i reakcji na stres wspiera tę teorię, że emocjonalny stan pobudzenia wyzwala sygnał stresowy. Stany lękowe są stosunkowo łatwe do rozpoznania, ponieważ obejmują one spójne połączenie zagrażających uczuć i myśli, jak również opisane już procesy fizjologiczne. Ci, którzy się boją, zazwyczaj czują się zdezorientowani, przestraszeni, zdenerwowani i spięci. Martwi się i reaguje wściekle na to, co wywołało jego strach.

Zgodnie z tą teorią, można podsumować, że reakcja na stres

a) zależy od subiektywnej oceny sytuacji lub zdarzenia jako "zagrożenia" oraz

b) wewnętrzne procesy łączące ze sobą czynniki stresogenne i reakcje na stres wydają się być zagrożeniami, zaburzeniami homeostazy i lękami.

## 2.3 Zmiany w funkcjach ciała pod wpływem stresu

Podstawową hipotezą jest to, że długotrwałe lub skrajnie stresujące sytuacje powodują reakcje w organizmie, które mogą prowadzić do zaburzeń czynnościowych. Jeśli te objawy się ujawnią, istnieje niebezpieczeństwo uszkodzenia organów. Dotychczas opisano, które procesy biochemiczne są uruchamiane przez takie sytuacje wegetatywnego układu nerwowego. W tej sekcji przedstawiono kolejny krok, aby zorientować się, jakie zmiany zachodzą w organizmie, które ostatecznie prowadzą do awarii funkcjonalnych.

Reakcje stresowe zawsze zakłócają równowagę funkcji organizmu, ale generalnie są przezwyciężane, tzn. w sytuacjach jednorazowych lub krótkotrwałych, bez żadnych konsekwencji. Mają one szkodliwy wpływ tylko wtedy, gdy ciało znajduje się w stałym stanie napięcia (kierunek współczucia) lub osłabienia (kierunek vagotonic). W rezultacie, wcześniej czy później funkcje narządów są przeciążone podatkiem. Wyraża się to w stanie zdrowia jednostki, a nawet prowadzi do uszkodzenia narządów. Teorie stresu rozróżniają dwie reakcje stresu: Gotowość do walki lub ucieczki jako sytuacja sympatycznego napięcia i gotowość do strachu jako sytuacja napięcia vagotone. Podobnie, odpowiednie odchylenia określa się mianem zaburzeń współczucia i wadliwego działania wagotonicznego. [1)]

## 2.3.1 Cotony współczujące Kontrola Malcontrol

Składa się na to stałe przepięcie. W zależności od jego jakości, określa się go jako gotowość do walki lub ucieczki.

Reakcje współczulne i fazy oporu są zintensyfikowane i przedłużone. Brakuje w tym koniecznego odprężenia. (patrz wykres 4)

Graphik 4: Fehlsteuerung bei der Kampf- oder Fluchtreaktion[2)]

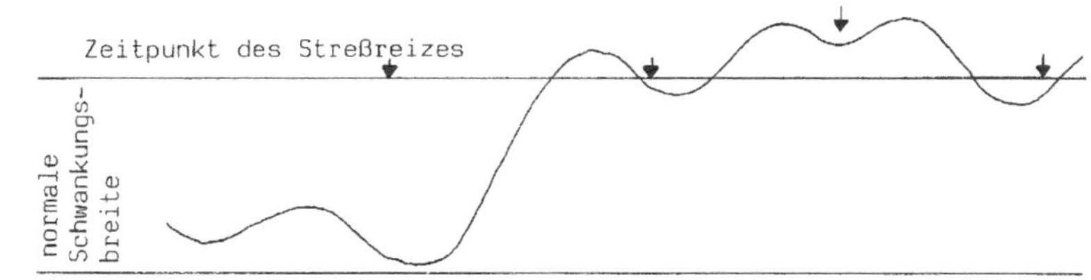


Napięcie jest zazwyczaj na górnej granicy lub powyżej normalnej pojemności organizmu. Celem tej reakcji jest przygotowanie do aktywnej konfrontacji z sytuacją stresową. Aktywność oznacza nie tylko chęć działania, ale także walkę o rozwiązanie problemu, ale równie dobrze może być ucieczką, uniknięciem ładunku. W obu przypadkach ciało reaguje w ten sam sposób:[3)]
Oddychanie staje się głębsze, aktywność serca jest stymulowana w celu zapewnienia większej ilości krwi dla mózgu i mięśni. Ciśnienie wzrasta. Przepływ śliny jest zmniejszony, a zwiększona potliwość chłodzi organizm. Naczynia krwionośne bezpośrednio pod skórą zamykają się, zmniejsza się krzepnięcie krwi (ważne w przypadku urazów).

Wszystkie mięśnie napięte tak, że ciało jest gotowe do "ataku". Apetyt i funkcje trawienne są zakłócone, tzn. zmniejszone, aby oszczędzać energię. Wszystkie siły zagrożonej jednostki są mobilizowane, aby ani stawić czoła "walce", ani "uciec". Te reakcje pokazują, jak dobrze natura podjęła środki ostrożności, aby przetrwać w "dziczy". Oczywiście w naszym społeczeństwie nie chodzi tylko o walkę i ucieczkę w bezpośrednim znaczeniu tego słowa. Niemniej jednak, sekwencje faz pozostają takie same.

Najnowsze wyniki badań wskazują, że możliwe jest rozróżnienie między impulsami lotu i impulsami bojowymi na podstawie panujących zmian sympatycznych. Impuls ucieczki skupia się na uwolnieniu hormonu stresu - adrenaliny, znanego również jako hormon konfliktu.

Z drugiej strony, impuls bojowy produkuje głównie noradrenalinę. Nazywa się to również hormonem czynnościowym. [4)]
W pierwszym przypadku głównym rezultatem jest zwężenie naczyń krwionośnych, uwolnienie cukru we krwi, promowanie krzepnięcia krwi i osłabienie układu odpornościowego na choroby.

Natomiast hormon działania przyspiesza bicie serca, podwyższa ciśnienie krwi i uwalnia lipidy we krwi. [5)]

## 2.3.2 Kontrola wadliwego działania wagotonu

Pokazuje się to jako bezradność lub niezdolność do działania, która jest spowodowana albo zwiększoną gotowością do rozpoczęcia lub reakcją szokową, albo wyczerpaniem po nadmiernym napięciu lub przeciążeniu. [6)]
Reakcja ta jest dokładnie odwrotna do opisanej powyżej dysregulacji współczulnej.

Graphik 5: Fehlsteuerung bei der Schreck- oder Schockreaktion[7]

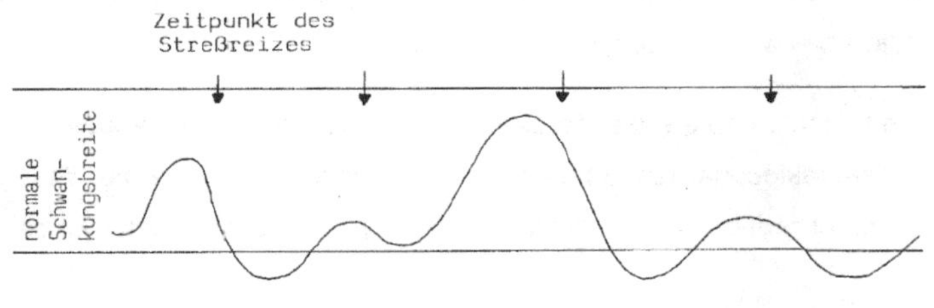

Organizm porusza się głównie w dolnej granicy normalnego zakresu wahań. Istnieje niebezpieczeństwo, że podczas stresującej sytuacji normalna reakcja nie nastąpi, ale pierwsza faza alarmu nie zostanie przezwyciężona. Nie jest się w stanie stawić oporu ani doprowadzić do konfrontacji z tym problemem. Chodzi o stany słabości, bezradności i lęku, które pojawiają się z czasem coraz częściej.

W takich przypadkach organizm spowalnia wszystkie reakcje wegetatywne. Typowe dla tego są niewydolność krążenia, spadek aktywności serca i spadek ciśnienia krwi. W ciężkich przypadkach prowadzi to do omdlenia lub nawet śmierci, ponieważ wynikający z tego brak tlenu upośledza wszystkie funkcje organizmu (np. wstrząs mózgu).

W normalnej reakcji strachu i bezradności występują jednak przede wszystkim następujące objawy zmiany te są częścią napięcia wagotonicznego, ale są znacznie wyraźniejsze. Charakterystyczne dla niego są skurcze mięśni, zwłaszcza żołądka (nudności) jelita i pęcherza (zaparcia i/lub chęć oddawania moczu), skurcze oskrzeli (duszność), zaczerwienienie itp.

Opisane powyżej błędne kontrole rzadko są dowodzone w owej "czystej formie". Każda osoba inaczej reaguje na bodźce stresowe, ale w zależności od sytuacji ma tendencję w obu kierunkach. Zaburzenia te również nie są obecne od samego początku, ale pojawiają się powoli w dłuższym okresie czasu. Jest to proces uczenia się organizmu i człowieka, który w trakcie swojego rozwoju uczy się tylko niezbędnych mechanizmów adaptacyjnych i radzenia sobie z nimi. Procesy te zostały omówione w kolejnych sekcjach.

## *2.4 Procesy uczenia się związane ze stresem*

Wciąż pozostaje otwarte pytanie, dlaczego dana sytuacja jest dużym obciążeniem dla niektórych ludzi, a nie dla innych, i dlaczego każdy człowiek reaguje inaczej w stresującej sytuacji.

W literaturze przytacza się różne procesy uczenia się jako możliwe wyjaśnienie tego faktu: Z jednej strony jest to kwestia świadomego uczenia się w obszarze działania i zrozumienia, z drugiej strony procesy te bardzo często odbywają się nieświadomie.

Należy wyróżnić dwa podstawowe kierunki interpretacji procesów uczenia się:

"behawiorysta" i....

"poznawczo" zorientowanych teoretyków.

Te pierwsze opierają się na obserwowalnych bodźcach i reakcjach, oraz interpretować uczenie się jako mierzalną zmianę w relacjach bodziec - reakcja. Ten ostatni preferuje teoretycznie zorientowaną koncepcję uczenia się, która nie postrzega zachowania jako reakcji na pojedyncze bodźce, ale zakłada, że uczenie się opiera się tylko na konfiguracjach kilku sygnałów i "doświadczonych" systemów sygnałowych, tj. na wglądzie, orientacji i zachowaniu. [1)]
W związku z omawianym tu modelem stresu, z jednej strony zakłada się fizjologicznie opracowaną teorię Pawlosa. Założył doktrynę odruchów warunkowych i interpretował uczenie się jako transformację lub wymianę bodźców wrodzonych - odruchów reakcji poprzez łączenie bodźców wtórnych z reakcjami wrodzonymi. [2)] Z drugiej strony, zinternalizowane postawy i zachowania odgrywają istotną rolę w radzeniu sobie z sytuacjami stresowymi.

Należy nauczyć się dostosowywać lub opracowywać odpowiednie strategie, aby skutecznie przeciwdziałać codziennym obciążeniom. Należy tu wspomnieć przede wszystkim Durkheima Meada, a później Parsonsa, który w szczególności przyjrzał się procesowi internalizacji wartości i norm społecznych lub procesowi budowania społeczno-kulturowej osobowości człowieka. Można wykazać, że uczenie się ludzi zawsze odbywa się w ramach społeczno-kulturowej struktury instytucjonalnej i jest przez nią współdefiniowane. [3)] Lewin wykazał, że indywidualny sukces w nauce zależy od klimatu grupy i dominujących mentalności. [4)]
W związku z naszym tematem ważne jest, aby w ten sposób uczyć się również reakcji wegetatywnych. Ze względu na wpływy środowiskowe rozwijają się one nieświadomie i tylko stopniowo. Można je opisać jako procesy uczenia się organizmu.

Wrodzone reakcje fizyczne na stres pomogły ludziom przetrwać wcześniej w ich niebezpiecznym środowisku. Jednak, aby ludzie mogli korzystać z wrodzonych reakcji na stres, musieli nauczyć się jak do korzystania z Musieli uczyć się na podstawie swoich doświadczeń rozpoznawać niebezpieczne sytuacje, aby odpowiednio dostosować swoje zachowanie i uniknąć popełnienia błędów. Ten proces uczenia się odbywa się również w dużej mierze nieświadomie, ponieważ droga przez umysł byłaby w większości przypadków zbyt wolna. Są to odruchy wegetatywne, które są uczone w odpowiedzi na pewne sygnały. [5)]

Należy tu wyróżnić dwa podstawowe prawa nauki: Uczenie się sygnałów i uczenie się poprzez konsekwencje.

### 2.4.1 Uczenie się sygnałów

Jak już wspomniano, uczenie się sygnałów to odruchy wegetatywne, które są uczone w odpowiedzi na określone sygnały. Pewne zdarzenie występuje jednocześnie z sygnałem. Nieświadomie, gdy pojawia się ten sygnał, typowe dla tego zdarzenia reakcje wegetatywne powtarzają się wielokrotnie. Mogą to być zarówno zdarzenia pozytywne, jak i negatywne, przy czym te ostatnie są bardziej zrównoważone i niebezpieczne. [6)] Te nauczone odruchy są zachowywane tylko tak długo, jak długo trwa połączenie pomiędzy sygnałem i zdarzeniem. Procesy ludzkie są zazwyczaj skomplikowane i trudno je wyizolować, ponieważ zazwyczaj zachodzą one jednocześnie.

W zależności od sytuacji i zachowania jednostki, istnieją różne dodatkowe czynniki w uczeniu się sygnałów.

Oznacza to, że unikanie zachowań może spowodować, że stały alarm pozostanie w stanie gotowości. Przykład lepiej ilustruje pojęcie zachowania unikania:

Sygnał, taki jak lampa elektryczna w klatce dla psów, zapowiada porażenie prądem. Jeśli pies doświadcza tego częściej, będzie już reagować na sygnał świetlny z typowymi zmianami wegetatywnymi spowodowanymi przez strach. Teraz pies ma szansę, by uciec z klatki. Jednak to unikanie utrudnia anulowanie reakcji alarmowej, ponieważ nie ma doświadczenia, że sygnał świetlny może wystąpić również bez porażenia prądem. [7)]

Innym czynnikiem jest uczenie się sygnału poprzez "wzór do naśladowania". W przeciwieństwie do zwierząt, zachowanie ludzi nie opiera się głównie na instynktach.

Człowiek uczy się wiele na przykładzie ludzi wokół niego. W ten sposób dzieci bardzo często uczą się niekorzystnych reakcji ze strony rodziców. Jeśli dziecko doświadczy, na przykład, że matka reaguje w pewnych sytuacjach z gwałtownym strachem, zaklasyfikuje i postrzega tę sytuację jako coś groźnego. W przyszłości sytuacja ta może wywołać u tej osoby reakcje strachu, a on sam nigdy nie doświadczył niczego złego.

Jednak ludzie nadal mają do dyspozycji dodatkowe sygnały. Poprzez język jako sygnał, reakcja wegetatywna zaczyna się w ten sam sposób. Jak "uważaj" albo "uważaj". Nawet wyobraźnia człowieka wysyła dodatkowe sygnały. Kiedy wspomina się bardzo nieprzyjemną sytuację lub wyobraża sobie możliwe przyszłe trudności, następuje pierwsza faza reakcji na stres, chociaż nie jest ona tak gwałtowna, jak w chwili obecnej. [8)]
Drugim podstawowym prawem nauki jest uczenie się przez konsekwencje.

Konsekwencjami są wszystkie pozytywne i negatywne "wzmacniacze". [9)] Wszelkie zachowania, które mają negatywne skutki, będą w miarę możliwości unikane w przyszłości. Jak np. ból, strach, porażka itp.

W przeciwieństwie do uczenia się sygnału, w którym w pewnych sytuacjach występują reakcje wegetatywne o charakterze odruchowym, w uczeniu się przez konsekwencje funkcji ciała, na funkcje ciała wpływają głównie zachowania. Można np. nadmierny podatek, tylko po to, by zyskać uznanie. W tym przypadku nastąpi przekierowanie w "kierunku walki". W zasadzie, zachowanie unikania tworzy również wzmacniacz. Strach przed konsekwencjami jest redukowany przez zachowanie, ale organizm reaguje impulsem ucieczki.

Wreszcie, inny przykład zilustruje obie podstawowe formy uczenia się:

Człowiek boi się być sam na sam w swoim mieszkaniu w nocy. Reaguje odpowiednio z nasilonymi kołataniami serca, ogniskami pocenia się itp. Sygnałem do ataku lęku jest puste, ciche mieszkanie z ciemnymi pokojami. Jednak ta reakcja strachu jest dodatkowo wzmacniana przez fakt, że np. rodzice lub partner sprawują szczególną opiekę nad tą osobą i nie zostawiają jej samej wieczorem. Oczywiście mogą to być również wzmacniacze negatywne, ponieważ te stany lęku nie są rozumiane przez środowisko i mogą skutkować negatywnymi sankcjami.

Na tym przykładzie w następnym rozdziale przedstawiono, w jaki sposób może dojść do przewlekłej awarii. Jest jeszcze jedna kwestia, o której należy wspomnieć wcześniej. Wybór pewnych form zarządzania stresem, które mogą mieć wpływ na rozwój i przebieg reakcji stresowych.

### 2.4.2 Strategie radzenia sobie z problemami

Po zakończeniu procesów uczenia się pomaga zdecydować, czy ktoś postrzega daną sytuację jako stresującą, czy też nie, można na nią wpływać lub ją przekwalifikować. Jednostka jest w stanie wpływać na proces reakcji stresowych poprzez samodzielne działanie. Pewne zasoby indywidualne sprzyjają uczeniu się pozytywnych alternatyw działania. Człowiek jest nie tylko obiektem, który jest zestresowany lub chory z powodu cech związanych z sytuacją lub cech osobowych, ale może być również dotknięty przez.

Podnoszenie świadomości i działania zapobiegają jednak również nasilaniu się takich skutków. Takie procesy przetwarzania i kopiowania nazywane są również copingiem w literaturze i mogą być rozumiane w różny sposób:[10)]

- jako proces przetwarzania stresu bez powodowania jakichkolwiek szkód dla zdrowia. (Przetwarzanie pozytywne - pomyślne dostosowanie).

- jako proces przetwarzania szkód dla zdrowia, który już nastąpił

- jako proces przetwarzania odbywający się w pewnym odstępie czasu pomiędzy zdarzeniami lub sytuacjami stresowymi a ewentualnymi zmianami w stanie zdrowia.

Ostatnia definicja została wybrana, ponieważ jest ona w dużej mierze otwarta, jeśli chodzi o aspekt chorobowy.

Aby odróżnić, ale nie oddzielić, są procesy przetwarzania, które zachodzą nieświadomie w ciele i te, które rozpoczynają się w sferze rozumienia i działania. Te ostatnie określane są jako społeczno-psychologiczne strategie radzenia sobie z problemami społecznymi.

Opisana powyżej fizjologiczna reakcja na stres, czyli zdolność organizmu do przeciwdziałania zagrażającym zdrowiu skutkom działania czynników stresogennych poprzez aktywowanie sił oporu fizycznego, może być opisana jako radzenie sobie z tym, co dzieje się w organizmie. Na przykład, zjawisko przyzwyczajenia jest ważnym mechanizmem radzenia sobie z tym zjawiskiem. Stresujące bodźce powinny osłabiać reakcję fizjologiczną przy każdym powtórzeniu. Dla niemożności przyzwyczajenia się do takich bodźców jest podstawą chorób związanych ze stresem. [11)]
Jako metody kontroli stresu, które powodują zmiany w stanie psychofizycznym jednostki, metody opisane w ostatnio metody medytacji, treningu autogenicznego i biofeedbacku są coraz częściej omawiane i praktykowane. Świadoma praktyka medytacji, na przykład, zwiększa autonomiczną stabilność, przyczynia się do przyzwyczajenia "powtarzających się bodźców stresowych" i prowadzi do stanu relaksu, który pod pewnymi względami jest głębszy niż ten osiągnięty podczas snu. [12)]
Omówienie tych metod w tym miejscu w sposób bardziej szczegółowy prowadziłoby zbyt daleko. Odsyła się do odpowiedniej literatury. Pod względem fizjologicznym ludzie wyposażeni są w systemy podobne do systemów zwierząt do przetwarzania stresu. U ludzi dodawana jest "informacja" psychologiczna i emocjonalna, która przenika do świadomości. [13)] Chociaż ludzie są również aktywni do walki lub reakcji lotniczych (patrz punkt 2.2), rzadko są w stanie zareagować na stresujące wydarzenie. Nasze społeczeństwo, ze swoimi

ustalonymi wartościami i normami, bardzo często nie uważa walki lub ucieczki za właściwą reakcję na sytuacje stresowe.

Czasami można woli się "uciec" od nieprzyjemnej sytuacji, ale trzeba się nauczyć coś z tym zrobić, tzn. pewne zachowanie musi być zinternalizowane. Zdarza się więc, że pewne rozczarowanie jest "połykane", a pokój jest utrzymywany na zewnątrz. Niemniej jednak, funkcje reakcji alarmowej stają się skuteczne. W przeciwieństwie do zwierząt, w których reakcja ta zachodzi naturalnie, ale ciało zmienia się w stan relaksu po walce lub locie i powraca do stanu równowagi. Jednak tak długo, jak długo utrzymuje się negatywny stan psychiczny, reakcja fizyczna na stres trwa i w tych okolicznościach zmiany biochemiczne mogą stać się szkodliwe dla zdrowia. Jednakże, jak już wspomniano we wstępie, ludzie są w stanie nauczyć się środków radzenia sobie ze stresem. Można wyróżnić różne kształty. [14)]

- OpenReaction: Celem jest zmiana. czynników stresowych.
- Dostosować zachowanie do obciążeń: Strategia ta składa się z np. wypracowanie sposobów ułatwienia pracy lub tworzenia rezerw czasowych.
- Rezygnacja: Ta strategia ma charakter defensywny. Rezygnacja może oznaczać np. ucieczkę w chorobę.

W analizie teoretycznej roli Goode wskazuje różne mechanizmy radzenia sobie ze stresem ról. [15)] Przyjmuje się, że osoba może zmniejszyć stres związany ze stresem ról poprzez zmianę własnej struktury ról. Jako możliwe sposoby redukcji Goode wspomina:

- Zwężenie wałka: Obniża się poziom wymagań stawianych własnym rolniczym zachowaniom.
- Delegacja: Wdrożenie zostanie przeniesione na inne osoby pełniące funkcje.
- Zastrzeżenie: Relacje międzyludzkie są porzucane.
- Rozszerzenie: Pewne relacje międzyludzkiewillbe i w tym samym czasie

porzucił inne związki.

- Budowanie barier uniemożliwiających dalsze rozszerzenie UE własnego systemu ról
- Budowa barier przeciw dalszemu wzrostowi poprzedniego zapotrzebowania na rolki.

Te ostatnie przykłady stanowią alternatywną reprezentację środków radzenia sobie ze stresem. Nie mówi się o przebiegu tych procesów.

Dlatego też, w skrócie, analiza, która moim zdaniem powinna skomplikowane procesy aktywnego przetwarzania zdarzeń związanych ze strukturą i stresujących. [16)]

Postrzeganie obciążenia stanowi pierwszą fazę procesu radzenia sobie z nim. Może to być postrzeganie wydarzenia jako ciężaru, lub jednostka może znaleźć rozbieżność między żądaniami z jednej strony, a celami, do których dąży z drugiej strony. W zależności od wniesionych umiejętności, taka sytuacja może być postrzegana jako niedostateczne lub przeciążenie. Człowiek uczy się przede wszystkim postrzegać sytuację jako zagrażającą lub stresującą i oceniać ją jako taką.

Druga faza to analiza przyczyn zidentyfikowanego obciążenia. Przyczyny mogą być wielorakie. (zob. sekcja 2.1) Na przykład błędy indywidualne, niewystarczająca wiedza, nadmierne uprawnienia, słabe wyniki i szereg czynników społecznych.

Trzecią fazą procesu radzenia sobie z problemami jest wybór odpowiedniej strategii eliminacji rozbieżności pomiędzy sytuacją a związanym z nią stresem fizycznym lub psychicznym. Na strategię tę ma wpływ sposób postrzegania stresu oraz przypisywanie przyczyn.

Ostatnia faza to wykonanie planu radzenia sobie z problemami. Nie zawsze możliwe jest wdrożenie strategii, które byłyby konieczne, a nowa strategia musi zostać wypróbowana. Ważną rolę odgrywa również doświadczenie zdobyte w poprzednich sytuacjach i ich próby rozwiązania.

Ze względu na ich znaczenie, poszczególne fazy tego opisanego procesu radzenia sobie należy opisać nieco dokładniej:

a) społeczny wpływ percepcji:

Jeśli na przykład osoby narażone na takie same lub podobne napięcia są poddawane różnym wyzwaniom, często wynika to z faktu, że podchodzą do sytuacji na podstawie różnych zdolności, postaw i oczekiwań i dlatego postrzegają tę sytuację jako mającą różne napięcia. Należy zauważyć, że skala postrzeganej rozbieżności pomiędzy umiejętnościami i wymaganiami z jednej strony, a sytuacją obiektywną z drugiej strony, ma wpływ na siłę reakcji stresowej.

Zakłócenie percepcji to kolejna forma oddziaływania społecznego. Na przykład, tworzone są pewne wartości, które pogarszają postrzeganie obiektywnych czynników stresogennych. Na przykład praca w biurze przez długi czas uważana była za przyjemną i odpowiedzialną czynność.

Subiektywnie postrzegana funkcja pomocy może wystąpić w wyniku zmiany uprawnień. Różnica między jednolitą treścią pracy lub bardzo uciążliwymi fizycznie czynnościami a celem wykonania wykwalifikowanej pracy, który sam w sobie jest postrzegany jako silna rozbieżność, może być złagodzona przez poczucie bardzo dobrej płacy. Nie zmniejsza to jednak reakcji na stres.

Ogólnie rzecz biorąc, na strategie radzenia sobie ze stresującymi sytuacjami wpływ ma proces postrzegania w różny sposób.

b) Przyczyna: atrybucja:

Przede wszystkim należy dostrzec przyczynę przeciążenia lub niedoładowania, aby móc dążyć do odpowiedniego zachowania w zakresie radzenia sobie z problemami. W literaturze rozróżnia się pisma wewnętrzne i zewnętrzne. [17)] To, czy stres przypisuje się własnej osobie, czy też odpowiednim warunkom, zależy również od wzorców interpretacji przekazywanych przez społeczeństwo i przyswajanych w edukacji. W społeczeństwie zorientowanym na wyniki brakujące umiejętności lub kwalifikacje są często określane jako osobistej nieadekwatności. Ale nawet jeśli przyczyna stresu jest widoczna w warunkach zewnętrznych, można ją przypisać lub przesunąć. Negatywne skutki ogólnej sytuacji, w której znajduje się jednostka, często przypisuje się wyłącznie indywidualnym stresorom.

Trzecim etapem był wybór strategii. Strategie radzenia sobie z problemami będą lub powinny koncentrować się na tych obszarach, które wydają się zmienne. Zmiany w wybranej strategii radzenia sobie z problemami mogą również opierać się na procesie uczenia się. Jeśli, na przykład, pewna procedura okaże się nieskuteczna, tzn. nie zmniejszy stresu.

Realizacja planu radzenia sobie nie jest jednak tylko kwestią indywidualnego uczenia się. Nie zawsze można porzucić indywidualne nawyki, z góry przyjęte opinie i tradycyjne wzorce interpretacji.

## *2.5 Stres i choroba*

### 2.5.1 Przegląd rozwoju przewlekłych zaburzeń w funkcjonowaniu organizmu

Jak już wspomniano, błędy wegetatywne mogą wynikać z procesów uczenia się. Wyzwalacze są bardzo często sytuacjami z dzieciństwa. Najbardziej intensywne fazy nauki i najbardziej formacyjne doświadczenia ludzkie mają miejsce w dzieciństwie i w okresie dojrzewania. [1)] Reakcja na stres jest już w pełni widoczna u malucha. Dziecko doświadcza stresu znacznie intensywniej niż dorosły, ponieważ jest ono zależne od dorosłych, a ogólna sytuacja nie jest jeszcze jasna. Ale zazwyczaj wiele sytuacji strachu, ucieczki i walki w rozwoju są usuwane ponownie. Jednak stały konflikt może się pojawić z powodu różnych złych stylów kształcenia. [2)]

Na przykład, ciągła krytyka może powodować poczucie bezradności, dezorientacji i smutku.

Również nieprzewidywalne, kapryśne zachowanie osób znajdujących się w bezpośrednim sąsiedztwie może przyczynić się do zwiększenia gotowości do przestrachu. Wywołuje to ciągłą niepewność, ponieważ nie wiadomo, jak inni ludzie zareagują na własne zachowanie.

Chęć do strachu można również nauczyć się poprzez bardzo ochronne i nadopiekuńcze wychowanie. Jeżeli wszystkie rodzaje obciążeń są utrzymywane z dala od siebie, bardzo trudno jest jednostce zmierzyć się z "twardą rzeczywistością", np. przy wchodzeniu do szkoły lub w życie zawodowe. Dlatego też normalne wymagania są często spełniane z szokiem i bezradnością.

Przyjmuje się, że osoba z niezrozumianą miłością lub skrajnymi "błędami edukacyjnymi" może być "wykształcona" do zaburzeń psychosomatycznych. [3)] Przykład podany w poprzednim rozdziale może również hipotetycznie pokazać, jak rozwija się chroniczny niepokój i związane z nim reakcje wegetatywne.

"Osoba boi się w pustym, cichym mieszkaniu. Z czasem samotność staje się coraz bardziej sygnałem i za każdym razem te stany lękowe powodują reakcje wegetatywne. Objawy te i związane z nimi stany lękowe stają się nowym sygnałem i nasilają reakcje.

Podstawa trwałego napięcia wewnętrznego rozwija się również w dzieciństwie. Jak wcześniej informowano, sytuacja stresowa staje się sytuacją, kiedy nie doświadcza się jej jako tak grożącej, że występuje całkowita bierność i bezradność, co skutkuje sympatyczną reakcją przeciwną. Więc walcz albo uciekaj. Walka i ucieczka rzadko są rozumiane dosłownie. B jest narysowany tymi terminami, raczej symbolicznymi pojęciami "walka" lub "ucieczka". Np. próba aktywnego rozwiązania problemu lub wszystkie rodzaje zachowań odwrotu od sytuacji stresowych itp. Ludzie często stają się "typami walki lub ucieczki", kiedy doświadczają, że można się bronić w sytuacjach problemowych, że coś można zrobić. W przeciwieństwie do "typu fright", który czuje się raczej "mały i bezbronny". Z pierwszym typem, związek pomiędzy sytuacją problemową a własną aktywną reakcją staje się tak ustalony, że z czasem stosunek do walki i obrony mimowolnie staje się jak odruch. [4)]

Uczenie się sygnału ma miejsce ponownie. Każdy sygnał, który przypomina jedynie zdalnie sytuację konfliktową, która miała miejsce pierwotnie, wyzwala ten odruch. Takie impulsy mogą być wzmocnione przez edukację. Na przykład, gdy cały czas padają groźby, aby ułatwić dziecku edukację. Albo ucząc się na przykładzie. Dziecko doświadcza tego, że osoba mu bliska woli "zrezygnować" niż domagać się swojego prawa. W ten sposób impulsy lotu są wzmacniane. Mogą one również prowadzić do zaburzeń psychosomatycznych. (częste bóle głowy, bóle brzucha itp.).

I odwrotnie, "typ bojownika", który od dzieciństwa musi się bronić lub jest wykształcony w taki sposób, że tylko wydajność jest ważna lub musi być lepsza od innych, może mieć tendencję do agresywnych impulsów lub reakcji.

Uwaga rodziców jest najważniejszym rodzajem wzmocnienia dla dziecka. Jeśli rodzice dadzą ten sygnał tylko wtedy, gdy dziecko zachowa się w sposób, którego się od niego oczekuje, to w odpowiednim czasie każda sytuacja, która tylko zdalnie przypomina wymagania i konkurencję, stanie się sygnałem. Wkrótce uznanie innych nie jest już konieczne, ponieważ własne "zwycięstwo" przejmuje funkcję wzmacniacza. Ta stała "czuwanie" zapobiega jednak niezbędnej fazie relaksacji i prowadzi przez dłuższy okres czasu do fizjologicznego przekierowania w sensie sympatycznego przeciążenia. (patrz punkt 2.3).

Istnieją inne przykłady rozwoju przewlekłego strachu, walki lub ucieczki przed postawami. Jednak przegląd powinien być wystarczający do zrozumienia tej pracy, nawet jeśli w ostatnim czasie coraz większego znaczenia nabierają skargi wegetatywne i choroby psychosomatyczne.

Są to jedne z najczęstszych chorób w naszym społeczeństwie. (zob. rozdział 4.).

### 2.5.2 W odniesieniu do pojęcia zaburzeń i chorób psychosomatycznych

Przy coraz większej liczbie chorób i dolegliwości ludzie są dziś świadomi ogromnego znaczenia tzw. czynników stresu i niekorzystnych nawyków życiowych jako czynników wyzwalających lub wzmacniających.

Klasyczne choroby psychosomatyczne obejmują wrzody żołądka i jelita grubego, astmę, migrenę itp. Są to warunki, które powstają głównie w wyniku interakcji czynników społecznych, stresu psychicznego i fizycznego, osobowości jednostki i jej zdolności do przystosowania się do wszelkiego rodzaju stresu. [5)]
Pelletier idzie o krok dalej, kiedy pisze: "Można stwierdzić, że podejścia psychosomatyczne można również stosować do chorób, które zazwyczaj nie są klasyfikowane jako psychosomatyczne, na przykład chorób zakaźnych"[6)].
Pogląd ten jest z pewnością kontrowersyjny, ale nie należy o nim nie wspominać po tym, jak ma wspólne cechy z hipotezą, że reakcje stresu zmniejszają odporność organizmu. (patrz następna sekcja)

Amerykański psycholog7[)] badał rozwój chorób psychosomatycznych z pętlą kontrolną, która jest samowystarczalna i samonapędzająca się jest porównywany do. Terminu tego używa się w cybernetyce, gdy jedno zdarzenie wyzwala inne, co z kolei wyzwala inne.

Zakłócenie w systemie może być wzmocnione przez jego wpływ na inne części systemu. Nie mówi się o przyczynie i skutku, ale o "zdarzeniu wywołującym". Oczywiste jest, że cały system jest zagrożony i musi być traktowany jako całość, aby przywrócić równowagę i zdrowie. [8)]
Opisane powyżej procesy mogą być szczególnie dobrze zilustrowane na przykładzie bólu głowy spowodowanego migreną. Skargi te mogą być wywołane przez różne czynniki. Na przykład poprzez błędy żywieniowe, stres psychologiczny, różne inne czynniki i interakcję między nimi. Gdy tylko pierwszy ból staje się przytomny, dochodzi do nadmiernego napięcia w oczekiwaniu na początek ataku migreny. Zwiększa to ból, ale także napięcie. Ta interakcja trwa i nasila się, aż do wystąpienia ataku migreny. Już dziś próbuje się, ponieważ wie się o tych procedurach, wywołać pozytywną zmianę w systemie przy pomocy technik redukujących stres. [9)]
Wszystkie zaburzenia funkcjonalne, które nie stały się jeszcze chorobą wykrywalną organicznie, określa się mianem dolegliwości wegetatywnych. Są

one spowodowane dysfunkcją uszkodzonego narządu. Takie fizjologiczne reakcje stresowe są interpretowane np. jako zaburzenia snu, kiedy niepokój lub wyczerpanie, problemy itp. nie pozwalają zasnąć, biegunka, kiedy chodzi o przyspieszone wydalanie odpadów, "lumbago", kiedy mięśnie pleców są napięte, niejasne zaburzenia pracy serca itp.

Taka samoobserwacja prowadzi do tego, że objawy funkcjonalne są często interpretowane przez jednostkę jako objawy choroby, co znacznie zwiększa niepokój. Zasadniczo, cykl ten został zaprojektowany z myślą o choroby psychosomatyczne.

Szacuje się, że ponad połowa wszystkich pacjentów lekarzy ogólnych i internistów cierpi na takie zaburzenia funkcjonalne. [10)] W badaniu własnym wynosi on ponad 70 %. (zob. rozdział 4)

W chorobach psychosomatycznych szczególne znaczenie ma kontrowersyjny problem, na który narządy ciała są coraz bardziej narażone.

Istnieją różne wyjaśnienia dla tego:[11)]

- W koncepcji dyspozycji organicznej zakłada się, że wrodzone złe uregulowania (np. zwiększona produkcja soku żołądkowego) predysponują człowieka do chorób danego narządu.
- W koncepcji teorii uczenia się, rozwój choroby jest przypisywany obecności wzorców do naśladowania.
- W modelu tzw. klasycznego uwarunkowania zakłada się, że patologiczne reakcje organizmu, takie jak ataki astmy, mogą wywołać objawy choroby poprzez połączenie dawniej neutralnych bodźców z tzw. bodźcami awersyjnymi (awersja), które mają szkodliwy wpływ na organizm.
- Patologiczne reakcje ciała postrzegane są jako wyraz wewnętrznych konfliktów lub stresu psychospołecznego, w którym ciało kompromitująco wyraża doświadczony konflikt.

W ostatnich latach coraz częściej przyjmuje się, że w przypadku zachorowania danego narządu występuje kilka czynników. Na przykład, wrzód dwunastnicy: Zwiększona gotowość do edukacji w związku z nadmiernymi wymaganiami w życiu zawodowym i rodzinnym.

Również "ucieczka w chorobę" może odegrać pewną rolę. Ponieważ choroba nie tylko przynosi straty. Może to pomóc w uniknięciu pewnych wymagań i być szczególnie chronione i pielęgnowane w tym czasie.

Szczególnie w przypadku zaburzeń psychosomatycznych i chorób ważne jest, aby postrzegać osobę jako całość zgodnie z używanym pojęciem choroby (patrz rozdział 1), aby wiedzieć, że "przyczyny" takich problemów bardzo często leżą w sferze społecznej i psychologicznej osoby dotkniętej chorobą.

### 2.5.3 Układ odpornościowy i stres

Jak już szczegółowo opisano w rozdziale poświęconym reakcjom organizmu na wegetatywne zaburzenia w funkcjonowaniu, uwolnienie hormonu stresu adrenalina prowadzi przede wszystkim do zwężenia naczyń krwionośnych, uwolnienia cukru we krwi, promocji krzepnięcia krwi i osłabienia układu odpornościowego przeciwko chorobom. Podobne listy można często znaleźć w literaturze. Jednakże prawie nie składa się żadnych deklaracji w tej ostatniej kwestii.

Nie należy zatem zapominać o możliwym wpływie reakcji stresowych na układ odpornościowy.

System ten reprezentuje najsilniejszą obronę człowieka przed mikroorganizmami. Ogólnie przyjmuje się, że każdy jest stale narażony na działanie antygenów, które mogą powodować choroby. Wymaga to mechanizmów aby je "odpychać". W normalnych warunkach, stan równowagi pomiędzy zdarzeniami chorobotwórczymi i tymi mechanizmami jest tu również utrzymywany. Stres wydaje się mieć negatywny wpływ na ten system. [12)]
Jednakże, ponieważ podstawowe badania immunologiczne są wciąż w powijakach i prowadziłyby zbyt daleko w pracach o charakterze głównie

socjologicznym, aby zająć się tymi różnymi częściami i skomplikowanymi reakcjami. Układu odpornościowego, problem ten nie będzie dalej omawiany. W skrócie, jak dotąd osiągnięto następujące wyniki: Niektóre badania amerykańskie próbowały określić interakcje między emocjami i gruczołami wydzielania wewnętrznego z jednej strony oraz między gruczołami wydzielania wewnętrznego i odpornością z drugiej strony. [13)] A istnieją założenia, że stres psychologiczny w szczególności powoduje niewielkie zmiany w mechanizmie odpornościowym.

Na podstawie wstępnych wyników tych badań podkreśla się, że mechanizmy immunologiczne obejmują zarówno czynniki fizjologiczne, jak i psychologiczne. Wydaje się to szczególnie prawdziwe w przypadku chorób zakaźnych, alergii i nowotworów. [14)] Blohmke pisze również w jednym ze swoich ostatnich dzieł:[15)] "Zakładając, że rozwój przynajmniej niektórych nowotworów złośliwych jest spowodowany przez endogenne wirusy, zmniejszona aktywność immunologiczna w wyniku zwiększonej funkcji kory nadnerczy pod wpływem stresu psychospołecznego może sprzyjać rozprzestrzenianiu się złośliwych komórek w organizmie, a klasyczny rak rozwinąłby się, gdyby obrona immunologiczna organizmu nie była już wystarczająca do odrzucenia tych złośliwych komórek.

## *2.6 Podsumowanie i graficzne przedstawienie modelu teoretycznego*

Teraz dochodzimy do wniosku, a tym samym do modelu, na którym opiera się ta praca. Krok po kroku budowa została doprowadzona do skutku. Pokazano, dlaczego jedna i ta sama sytuacja nie jest postrzegana przez wszystkich jako obciążenie stresowe. Dzieje się tak często dlatego, że do sytuacji podchodzi się z różnymi umiejętnościami, postawami i oczekiwaniami. W związku z tym reakcje są również bardzo różne.

Wyjaśniono szczegółowo, w jaki sposób istota ludzka znajdująca się pod wpływem stresu z całym swoim organizm reaguje i jak psychologiczne wrażenia wegetatywnego układu nerwowego powodują fizycznie zauważalne i zauważalne reakcje. Organizm reaguje zgodnie z pewnym planem, "schematem stresu". Podkreślono, że nie ma zagrożenia dla organizmu, jeśli reakcja na stres odbywa się w pewnych indywidualnie zmieniających się granicach i że mogą wystąpić błędy funkcjonalne, jeśli organizm "utknie" w poszczególnych fazach stresu, a równowaga funkcji organizmu jest trwale zaburzona. Jeśli te zaburzenia się ujawnią, mogą prowadzić do różnych chorób organicznych.

Podsumowując, omawiane zależności są teraz wyjaśnione na schemacie:

Graphik 6:Psychosomatische Zusammenhänge und Krankheit

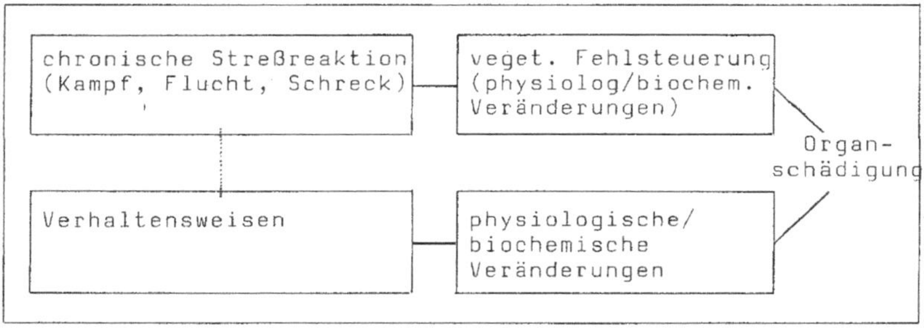


Z jednej strony, szkodliwe zmiany fizjologiczne i biochemiczne są spowodowane przez reakcje stresowe, które prowadzą do błędnego ukierunkowania wegetatywnego. Ponadto niektóre zachowania, takie jak złe odżywianie, alkohol, nikotyna, brak ruchu itp. mogą uszkodzić organizm. Czasami takie zachowanie jest wynikiem stresu. Tak jak na przykład zwiększone spożycie alkoholu: próba odwrócenia uwagi, zmniejszenia napięcia wewnętrznego.

Program ten jest bardzo ogólny i może być stosowany w przypadku wielu zaburzeń i chorób. W części empirycznej niniejszego opracowania podano kilka przykładów. (zob. rozdział 4.)

Oczywiście, choroba nie może być postrzegana tylko z tego jednostronnego

kontekstu. Choroba jest zawsze wieloczynnikowa. [1])
Zawsze istnieje związek pomiędzy czynnikami dyspozycyjnymi w jednostce (wrodzonymi i nabytymi) a czynnikami wyzwalającymi.

# 3 Definicja problemu i metoda prowadzenia własnego dochodzenia

## *3.1 Definicja problemu*

Celem pracy jest próba analizy związków przyczynowo-skutkowych określających rodzaj i częstotliwość występowania chorób. W centrum uwagi znajduje się model, który odnosi się do jak największej liczby czynników wpływających na chorobę jako forma reakcji. Celem jest rozszerzenie istniejących badań, które mają na celu zbadanie wpływu poszczególnych izolowanych czynników na rozwój i przebieg konkretnej choroby. Zgodnie z zastosowanym modelem, choroba jest procesem dynamicznego rozwoju, a nie sztywnym stanem patologicznym. Na ten dynamiczny system można mieć wpływ.

Badanie opiera się na podstawowej hipotezie, że długotrwałe lub skrajnie stresujące sytuacje wywołują w organizmie reakcje, które mogą prowadzić do zaburzeń czynnościowych. Jeśli te objawy się ujawnią, istnieje ryzyko uszkodzenia organów.

Konkretnym pytaniem jest zatem, czy statystycznie można wykazać korelacje pomiędzy czynnikami strukturalnymi i czynnikami stresogennymi z jednej strony, a dolegliwościami wegetatywnymi lub różnymi grupami chorób z drugiej strony.

Strukturalne czynniki stresowe obejmują zarówno skutki społeczne, jak i psychospołeczne. Ze względów technicznych kryteria rejestrowania tych skutków były ograniczone z jednej strony do sytuacji rodzinnej i warunków mieszkaniowych, a z drugiej do działalności zawodowej. W tym przypadku nacisk położono na rozróżnienie między fizycznym stresem somatycznym a wpływami psychospołecznymi, które występują na przykład w pracy w systemie akordowym, u pracującej gospodyni domowej lub na stałe. Ponadto czynniki stresogenne wywołane przez zdarzenie, takie jak te omówione w ramach podejścia opartego na zdarzeniu życiowym, mogą być rejestrowane przynajmniej do pewnego stopnia. (patrz rozdział 2.1).

Hipotezy i dane społeczne charakterystyczne dla danej grupy chorób są omówione w odpowiednich sekcjach. (zob. rozdział 4).

Ponadto, ocena statystyczna dostarczyła ogólnego rozkładu różnych chorób badanych pacjentów, jak również częstotliwości związanych z wiekiem i płcią, które nie są jeszcze dostępne w tej formie dla poszczególnych chorób w Austrii. [1]

Zastosowany model można przedstawić graficznie w następujący sposób:

Graphik 7:

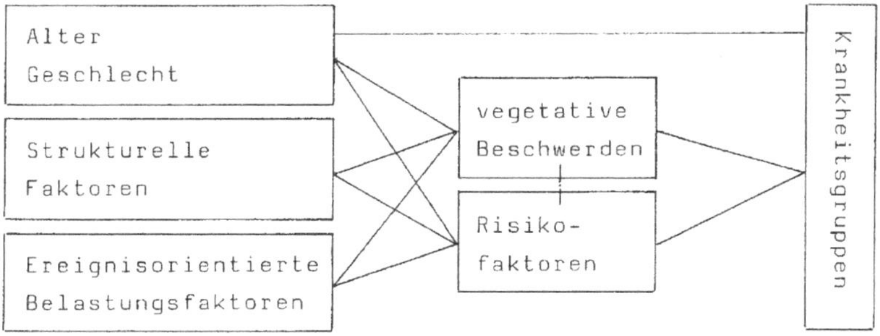


Po raz kolejny zwraca się uwagę, że choroba może być zawsze wyjaśniona tylko wieloczynnikowo [2] i że istnieje wiele innych czynników, które mogą mieć wpływ na chorobę.

## 3.2 Opis pozyskiwania danych

Plan dochodzenia został sporządzony wiosną 1982 roku. Podstawowych informacji dostarczyły empiryczne badania medyczne, literatura i artykuły w czasopismach.

Dostępna była kartoteka pacjenta przychodni ogólnej w dzielnicy Bindermichl w Linz, O.Ö. Aby uzyskać przybliżony przegląd struktury tego dystryktu, dostępne są pewne dane dotyczące ludności zamieszkującej ten dystrykt. (patrz załącznik)

Dostępne materiały informacyjne wykraczały daleko poza zakres dokumentacji medycznej. Było to możliwe, ponieważ jest to klientela lekarza pierwszego kontaktu z wybraną praktyką, który stara się nie leczyć fizycznych objawów i dolegliwości samodzielnie, ale widzieć pacjenta włączonego w jego codzienne życie zawodowe i rodzinne. Regularne wizyty domowe oraz fakt, że ponad połowa pacjentów była pod opieką tego lekarza przez ponad dziesięć lat, dostarczały wiarygodnych informacji na temat tak ważnych czynników, jak warunki mieszkaniowe i struktura rodziny.

Z ogólnego wskaźnika wybrano 637 pacjentów. Podjęto świadomą decyzję, aby nie pobierać próbki, lecz raczej wypowiadać się na temat jak największej liczby wskaźników społecznych. W związku z tym wyeliminowano pacjentów, dla których, na przykład, nie były znane żadne informacje o sytuacji rodzinnej. Każda z jednostek objętych dochodzeniem otrzymała numer porządkowy, aby ochrona danych i tajemnica lekarska nie zostały naruszone. Pozwoliło to również na przestrzeganie zasady anonimowości. [1)]

Na podstawie planu postępowania (patrz załącznik) każda jednostka została teraz zapisana indywidualnie, zgodnie z zapisami w pliku i dodatkowymi informacjami od lekarza. Takie podejście umożliwiło, z jednej strony, zebranie danych na temat chorób, których doświadczył każdy pacjent w ciągu ostatnich dziesięciu lat, a z drugiej strony, uwzględnienie w badaniu jak największej liczby czynników społecznych i psychospołecznych.

Byłem świadomy, że niektóre deficyty musiały być uwzględnione w tej metodzie badania. Również w przypadku niektórych zmiennych używanych później, zarzut może być uzasadniony, że jest to kwestia subiektywnej oceny lekarza. Ponieważ nie można zmierzyć efektu elementów subiektywnych, wyników tych nie należy interpretować w sposób nadmierny.

Kiedy opracowano plan kodowania, założono, że ludzie oddziałują na swoje otoczenie. Częściowo człowiek jest uzależniony od swojego otoczenia, częściowo na nie wpływa.

Przykładami różnych wpływów środowiskowych o różnych skutkach są:

- efekt technosomatyczny spowodowany hałasem, zanieczyszczeniem, warunkami życia ....
- Efekt technologiczno-psychiczny poprzez pracę zmianową, linię montażową
- socjosomatyczny efekt poprzez ludzkie zachowanie: Zwyczaje związane z piciem i jedzeniem, paleniem tytoniu, zajęciami rekreacyjnymi .... Wszystkie zachowania mają wpływ na ludzi i mogą mieć działanie promująco- lub hamujące.
- efekt społeczno-psychologiczny poprzez rolę odgrywaną przez jednostkę

## *3.3 Ocena statystyczna*

Aby uzyskać przegląd formy i częstotliwości dystrybucji poszczególnych elementów, przeprowadzono jednowymiarowe liczenie podstawowe. Lista wyników znajduje się w załączniku.

Analizy tabelaryczne i obliczenia średnich wartości komórek zmiennych ilościowych pokazały, w jaki sposób określone dane zostały rozłożone pomiędzy różne kategorie i wykorzystane do obliczenia "ryzyka względnego" (model czynnika ryzyka - patrz rozdział 4.2).

Następnie matryca korelacji powinna dostarczyć współczynniki tego, jak silnie powiązane są ze sobą dwie zmienne (w tym przypadku choroby). Współczynnik 0 oznacza, że te dwie zmienne są od siebie całkowicie niezależne; współczynnik 1 oznacza całkowitą zależność. Jeśli współczynnik jest dodatni, oznacza to jednoczesną zależność, ujemną i przeciwną. [1)] Wyniki tej matrycy są prezentowane na końcu każdej grupy chorób.

Przyjęte w hipotezie podstawowej korelacje zostały częściowo potwierdzone za pomocą ogólnego modelu liniowego. Ogólny model liniowy jest procedurą regresji uogólnioną na zmienne dowolnego poziomu pomiarowego. [2] Analizuje związek między jedną lub więcej niezależnymi zmiennymi a jedną lub więcej zmiennymi zależnymi. Zgodnie ze zmiennymi ilościowymi i nominalnymi zawartymi w analizie obliczono analizy regresji i kowariancji - podmodeli ogólnego modelu liniowego. Współczynniki regresji mogą być interpretowane jako współczynniki korelacji, ale należy wziąć pod uwagę, że kilka zmiennych może oddziaływać na siebie. Efekty te są matematycznie wyłączone ze współczynników. Określają one relacje między dwiema zmiennymi pod dodatkową kontrolą wszystkich innych zmiennych. [3] Zastosowano współczynniki korelacji cząstkowej, które w niewielkim stopniu odbiegają od współczynników regresji, ale nie odzwierciedlają poprzednich współczynników korelacji.

że zmienne o różnych poziomach pomiarowych mogą być porównywane ze sobą. Wszystkie te współczynniki zostały uwzględnione w wynikach, dla których podano poziom istotności powyżej 98%. [4]
Przy obliczaniu grup ryzyka (rozdział 4.2) sensowne było tworzenie na podstawie dostępnych danych jak najbardziej jednorodnych podgrup. Uwzględniono przy tym fakt, że u jednego pacjenta może występować jednocześnie kilka czynników ryzyka. Analiza struktur utajonych, w szczególności modelu ogivala, wydawała mi się najbardziej odpowiednia do tego celu. [5] (Wycieczki teoretyczne patrz rozdział 4.4)

# 4 ANALIZA DANYCH MEDYCZNYCH

W tym rozdziale teorie, hipotezy, definicje i wyniki tej pracy są interpretowane i omawiane.

Tam, gdzie to możliwe, odsyła się do ustaleń innych autorów i porównuje się je z ich własnymi.

Omówiono teoretyczne aspekty czynników wpływających, następnie omówiono najważniejsze czynniki ryzyka, ich korelację z danymi socjologicznymi, ich wzajemne powiązania oraz wpływ na różne choroby. Następnie najczęściej występujące grupy chorób są analizowane według tego samego schematu. W tym miejscu ponownie zwraca się uwagę na fakt, że dane zostały zaczerpnięte od klientów lekarza rodzinnego i dlatego wnioski dotyczące całej populacji można wyciągnąć tylko z ostrożnością.

## *4.1 Zależności między czynnikami wpływającymi a chorobą*

Zasadniczo należy dokonać rozróżnienia między wywoływaniem a przyczynowością. związek przyczynowy może być użyty jako termin tylko wtedy, gdy istnieje związek przyczynowy pomiędzy czynnikiem wpływającym a

choroby, która wystąpiła. Czynnik A powoduje chorobę B; jest to zatem konieczna konsekwencja A. Nie wystarczy jednak stwierdzić, że choroba B wystąpiła u tych pacjentów, którzy mieli czynnik A. Przyczyną choroby B jest czynnik A, który jest konieczną konsekwencją A. Rezultatem A jest czynnik A. Musi być możliwe wyjaśnienie tego związku chemicznie, fizjologicznie i psychologicznie. Odkrycie takich związków przyczynowych może być osiągnięte jedynie przez lekarzy w drodze eksperymentów i nie jest już sprawą epidemiologów. [1)]

Pojęcie wyzwalania rozumiane jest jako obecność stanu, który czyni czynnik przyczynowy skutecznym. Można by zrozumieć te warunki jako katalizator, że tak powiem. Grupa wirusów jest często przywoływana jako przykład interakcji pomiędzy wyzwalaniem a przyczynowością. Może to być spowodowane przez przeziębienie, ale jest spowodowane przez wirusa grypy. Choroba może być również wywołana przez osłabienie układu odpornościowego, na przykład poprzez nadmierne obciążenie, ale jest spowodowana np. przez wirusa. (patrz rozdział 2.5)

Scherg mówi o związku przyczynowym, gdy czynnik wpływający na daną chorobę został zidentyfikowany, a następnie klasyfikuje go w następujący sposób:[2)]

- Zależność dawka-skutek: Zakres choroby zależy od ciężkości przyczyny. (np. fizyczne i chemiczne czynniki szkodników).
- Obecność określonej cechy wywołuje chorobę, niezależnie od jej nasilenia. (np. alergie)
- Bezpośrednie relacje: Wpływ ten natychmiast wywołuje chorobę.
- Relacje pośrednie: Wymaga to powiązania czynnika przyczynowego z chorobą.

Ponieważ rozwój choroby jest często bardzo złożony i trudny do zrozumienia.

Celem niniejszego badania było przeanalizowanie i zarejestrowanie jak największej liczby takich pośrednich relacji. W związku z tym będzie mowa o czynnikach wpływających.

## *4.2 Teoria czynników ryzyka (RF)*

RF niekoniecznie odnosi się do związku przyczynowego między czynnikiem a chorobą, ale do czynników przyczyniających się do rozwoju niektórych chorób. Klasycznym przykładem jest statystyczna zależność pomiędzy RF a chorobą wieńcową serca. [1)]
Pewien wpływ jest uważany za RF w przypadku choroby, jeżeli doświadczenie wskazuje, że osoby narażone na ten wpływ mogą być bardziej narażone na tę chorobę niż osoby nieposiadające RF. [2)]
Jedną z najważniejszych fal radiowych są dziś: Lipidy we krwi (poziom tłuszczu), wysokie ciśnienie krwi, podwyższony poziom cukru we krwi, nikotyna, alkohol, otyłość. Im wyższa wartość RF, tym większe zagrożenie dla człowieka. [3)]

Szczególnie dotknięci są mężczyźni w społeczeństwach wysoko

uprzemysłowionych, podczas gdy te relacje nie są tak wyraźne w przypadku kobiet. [4] (zob. tabela 11) Oprócz tych częstotliwości radiowych istnieją mechanizmy opisane w modelu, które są inicjowane przez określone zachowanie i należy je uważać za zagrożenie dla zdrowia. Dotyczy to w szczególności tych zachowań, które wynikają z czynników emocjonalnych, takich jak strach, napięcie, agresja itp.

Prowadzi to do uwalniania amin katecholowych i lipidów do krwi, wzrostu ciśnienia krwi i krzepnięcia, wzrostu przemiany materii itp. (patrz rozdział 2.3)

### 4.2.1 Rozkład częstotliwości RF

Rozkład RF przedstawiał się następująco wśród 637 badanych pacjentów:

Tabela 1: Rozkład częstotliwości dla częstotliwości radiowych (N = 637)

| | |
|---|---|
| Zwiększona zawartość tłuszczu | 28% (178) |
| wysokie ciśnienie krwi | 31% (198) |
| Podwyższony poziom cukru we krwi | 15% ( 96) |
| Częste stosowanie leków w ogólności | 49% (312) |
| Częste stosowanie środków uspokajających/pigułek nasennych | 13% (115) |
| nikotyna | 58% (369) |
| Alkohol (regularny) | 19% (121) |

Z danych procentowych jasno wynika, że często występuje nie tylko jeden RF, ale kilka razem. Zostanie to omówione bardziej szczegółowo później. Poniższe wykresy pokazują relacje związane z wiekiem, z których większość jest już wspomniana w literaturze , ale które przemawiają za rzetelnością i spójnością tych danych.

Graphik 8: Die Häufigkeit des RF Bluthochdruck in den einzelnen Altersklassen

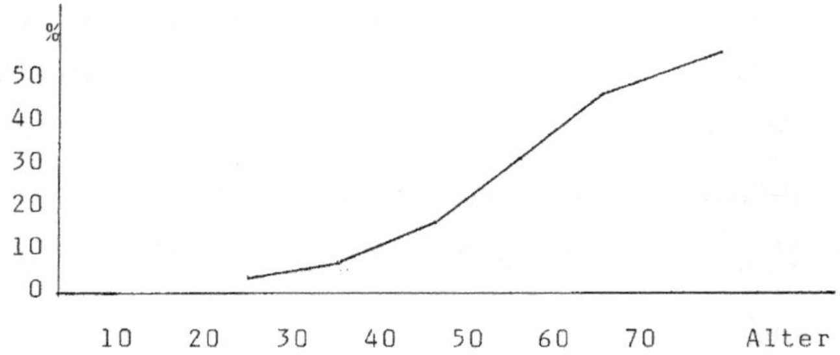


Do ok. 30 lat ta częstotliwość radiowa jest prawie niedostępna. Silnie wzrasta o około 40 i znacznie wzrasta wraz z wiekiem.

Graphik 9: Die Häufigkeit des RF Übergewicht in den einzelnen Altersklassen

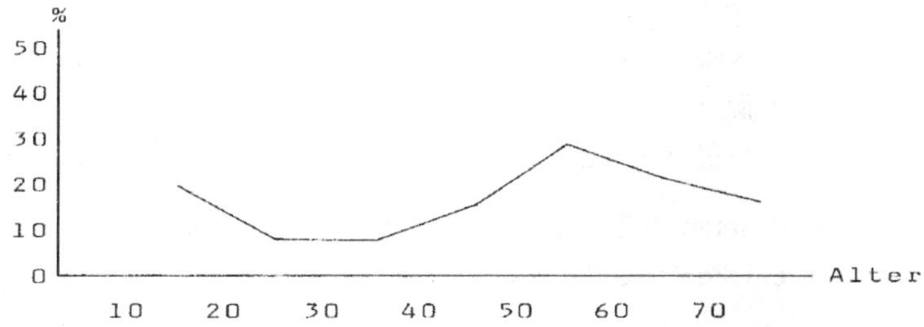


Uderzające jest to, że znaczna nadwaga już odgrywa rolę u dzieci i młodzieży. Jednak ponownie gwałtownie spada wśród 20-30-latków i tylko znacznie wzrasta od 40 roku życia. Może to być związane z faktem, że młodzi ludzie w coraz większym stopniu podlegają dyktatowi mody. Większość pacjentów z nadwagą należy do grupy wiekowej 50-60 lat. Po tym czasie zakręt idzie stromo w dół zbocza. To sugeruje, że oczekiwana długość życia osób otyłych nie jest zbyt wysoka.

Graphik 10: Die Häufigkeit der RF: erhöhte Fettwerte und erhöhte Blutzuckerwerte in den einzelnen Altersklassen

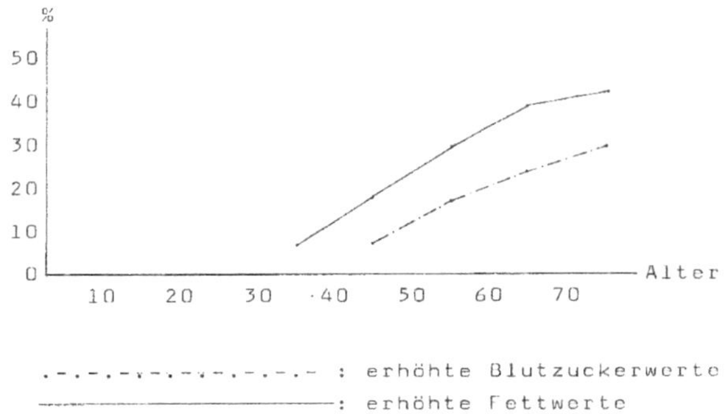


Podwyższony poziom cukru we krwi:

Zgodnie z oczekiwaniami, krzywa zaczyna stale wzrastać od około 40 lat i nadal rośnie wraz z wiekiem. (cukrzyca dorosłych)

Podobne do wysokiego ciśnienia krwi, podwyższony poziom tłuszczu do 30 lat jest prawie nieobecny. Ale również tutaj wraz z wiekiem silnie wzrasta.

Graphik 11: Die Häufigkeit der RF: Häufige Tabletteneinnahme allgemein
Häufige Einnahme von Beruhigungs- und Schlaftabletten in den einzelnen Altersklassen

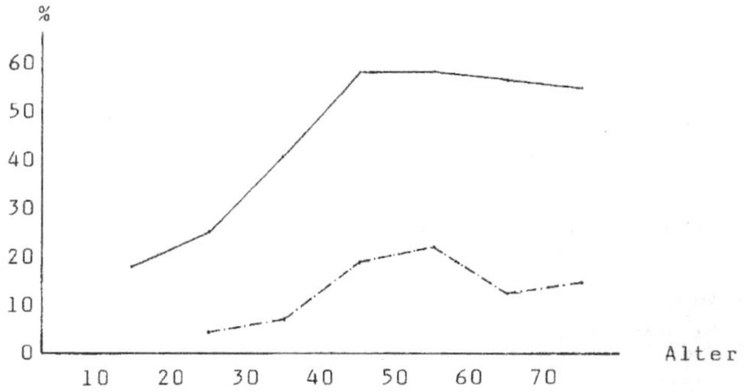


______________ : Tabletteneinnahme allgemein
-.-.-.-.-.-.-. : Beruhigungs- und Schlaftabletten

Nadmierne spożycie tabletek rozpoczyna się w młodym wieku. Środki uspokajające i tabletki nasenne są przyjmowane w niewielkich ilościach. Szczególnie pacjenci badanej klienteli byli leczeni głównie preparatami ziołowymi. Również osobista rozmowa lekarza z każdym pacjentem utrzymywała te liczby na bardzo niskim poziomie. Ciekawe jest zmniejszenie spożycia środków uspokajających i tabletek nasennych z około 55 a. Można to interpretować jako oznaczające, że bezsenność jest bardziej akceptowana jako rzecz jasna z wiekiem. Ponieważ: Opinia ludzi odchodzi że w podeszłym wieku potrzeba mniej snu. Jednakże, przebieg tej krzywej może również wspierać hipotezę, że długotrwałe skargi wegetatywne prowadzą do zmian organicznych, które wymagają ukierunkowanego leczenia farmakologicznego. Skargi wegetatywne również zmniejszają się wraz z wiekiem.

Nadciśnienie radiowe i związana z nim otyłość w literaturze zostaną omówione oddzielnie w następnym rozdziale.

## 4.2.2 Wysokie ciśnienie krwi

### 4.2.2.1 Wymagania teoretyczne

W celu zdefiniowania nadciśnienia należy najpierw zarejestrować wartości, przy których nadciśnienie musi być brane pod uwagę, jak również metody zastosowane do uzyskania zmierzonych wartości. W badaniu wykorzystano ciśnienie tętnicze 160/100 mm Hg jako górną granicę normy.

Często przyczyny nie można ustalić dokładnie u pacjentów z podwyższonym ciśnieniem krwi. (Z wyjątkiem chorób naczyniowych, chorób endokrynologicznych, itp.) W większości przypadków, "nadciśnienie zasadnicze" jest obecne, chociaż mogą wystąpić różne konsekwencje. Istnieje jedynie zgoda co do tego, że zaburzenia regulacyjne są przede wszystkim obecne, a zmiany anatomiczne mają charakter drugorzędny. [5)]
Powolny rozwój nadciśnienia tętniczego o stopniowym przechodzeniu od stanu pozornie zdrowego do stadium choroby, w którym zmiany narządów są już obecne, sprawia, że bardzo trudno jest odróżnić zmienne wpływające, które prowadzą do tzw. Około 90% osób z podwyższonym ciśnieniem krwi początkowo nie ma żadnych subiektywnych dolegliwości, a funkcje ciała są normalne. Jednakże, badania wykazały, że wzrost skurczowych Ciśnienie krwi przy 180 - 200 mm Hg prowadzi do postępującego uszkodzenia naczyń, jeśli utrzymuje się ono przez pewien okres czasu. [6)]
Nadal nie jest jasne, czy wzrost ciśnienia krwi jest zjawiskiem powiązanym genetycznie, czy też jednoczesna reakcja na środowisko. Jednak strach i presja psychologiczna (katastrofy, wojny, niestabilna sytuacja ekonomiczna itp.) w sposób oczywisty doprowadziły do zwiększenia podatności na nadciśnienie zasadnicze. [7)]
Birkmayer postrzega nadciśnienie jako próbę przystosowania się organizmu do zwiększonych wymagań życia. [8)]

#### 4.2.2.2.2 Czynniki społeczne i psychospołeczne wpływające na sytuację społeczną i psychospołeczną

To, że mogą one być niezbędne, pokazują badania porównawcze mniej cywilizowanych narodów. Wielu autorów wnioskuje, że wysokie ciśnienie krwi jest chorobą cywilizacyjną. (Berkefeld 1960, Christian 1960). Uogólnienie tej hipotezy należy jednak traktować z ostrożnością, ponieważ Kean (1949)[10] stwierdził, że w niektórych rejonach Afryki i Indii Zachodnich nadciśnienie tętnicze jest nie mniej rzadkie niż w Niemczech. Decydujące znaczenie ma nie tylko brak wpływów cywilizacyjnych, ale także nieodpowiednie odżywianie, przewlekłe choroby zakaźne i warunki klimatyczne. Poprzednie badania medyczno-socjologiczne nie dowiodły jeszcze w wystarczającym stopniu hipotezy, że istnieje związek między pewnymi czynnikami socjologicznymi a nadciśnieniem. Również w tym dochodzeniu wykazano jedynie kilka korelacji.

Jak pokazują wyniki, obserwuje się wyraźny wzrost częstotliwości występowania podwyższonych wartości ciśnienia krwi w podeszłym wieku (zob. wykres 8) oraz różnic w traktowaniu płci (33% kobiet do 27% mężczyzn). Podobne wnioski znaleziono w badaniach nad Europą Zachodnią. [11]

Inne hipotezy:

a) Ludzie, którzy rzadziej się poruszają, mają nadciśnienie tętnicze. Udowodnili to między innymi Weiß (1951) i Lachmann (1955) [12], którzy znaleźli słaby związek z grupą wyjątkowo pasywnych pacjentów. (Współczynnik korygujący częściowy 0,15)

b) Ciśnienie krwi jest związane z ilością i jakością pokarmu. Im większe spożycie pokarmu, tym wyższe średnie ciśnienie krwi. Hipoteza ta, zakładająca związek między otyłością (w większości przypadków z powodu problemów żywieniowych) a ciśnieniem krwi, jest poparta wynikami. (patrz tabela 3)

W literaturze kwestia, w jakim stopniu odżywianie i otyłość odgrywają rolę w rozwoju nadciśnienia tętniczego jest w dużej mierze pozostawiona otwarta. W wielu przypadkach ilość spożywanej soli stołowej była związana z podwyższonym ciśnieniem krwi. Wyniki są jednak niezadowalające, ponieważ spożycie soli przez grupę tajskich rolników było znacznie powyżej średniej (20 g/dobę). U tych obserwowanych osób nie zaobserwowano jednak wzrostu ciśnienia krwi w podeszłym wieku. [13]

c) Przyjmuje się, że ciśnienie krwi jest wyższe u pacjentów z wyższych klas społecznych, ponieważ mają oni wyższe aspiracje w odniesieniu do celu zawodowego. [14] Jednakże wyniki nie różnią się w oczekiwanym zakresie. Wręcz przeciwnie. Istnieje słaby związek między nadciśnieniem a grupą zawodową pracowników, zwłaszcza pracowników nocnych i zmianowych. (Część. Współczynnik korygujący 0,11).

Prowadzi to do wniosku, że wartości ciśnienia krwi wzrastają tylko wtedy, gdy występuje długotrwałe nadmierne obciążenie lub gdy pewne wymagania nie mogą być spełnione w rzeczywistości. Ale tutaj również istnieją sprzeczne założenia, ponieważ Blohmke stwierdził, że Nadciśnienie występuje częściej w niższych warstwach. Z drugiej strony, w krajach rozwijających się nadciśnienie tętnicze częściej występuje w wyższych warstwach społecznych. [15] Podsumowując, należy stwierdzić, że chociaż istnieje duża liczba założeń dotyczących związku między czynnikami socjologicznymi a wysokim ciśnieniem krwi, to jednak bardzo niewiele jest spójnych i rozstrzygających ustaleń opartych na badaniach empirycznych.

W badaniu własnym określono już znany związek między wiekiem a płcią, ale nie stwierdzono żadnych różnic w odniesieniu do stanu cywilnego. Nie ma tu zgody z innymi autorami, którzy szczególnie podkreślają częstość występowania nadciśnienia tętniczego u kobiet zamężnych.

Szczególnie ważne wydają mi się korelacje pomiędzy nadciśnieniem i zakresem ruchu, a także nadciśnieniem i nadwagą pacjentów. Nie wolno nam jednak teraz popełnić błędu polegającego na nadaniu tym czynnikom decydującej roli.

W odniesieniu do różnych grup zawodowych hipoteza robocza nie mogła być uzasadniona, ponieważ pozytywna korelacja została obliczona tylko dla pracowników wykonujących pracę w porze nocnej i w systemie zmianowym.

### 4.2.3 Nadwaga

4.2.3.1 Wymagania teoretyczne

Należy tu dokonać rozróżnienia między otyłością, zaburzeniami metabolizmu i otyłością opartą wyłącznie na nawykach żywieniowych. W tym przypadku szczególne znaczenie mają chwile psychologiczne o charakterze społecznym.

Spożywanie żywności nie tylko służy zaspokajaniu potrzeb, ale jest również głęboko zakorzenione w zachowaniach interpersonalnych i wysoce zinstytucjonalizowane. 16)

4.2.3.2 Czynniki społeczne i psychospołeczne wpływające na sytuację społeczną i psychospołeczną

Ale jedzenie ma również duży wpływ na życie rodzinne, jest praktycznie w centrum uwagi, jest ceremonia, w której spotykają się wszyscy członkowie rodziny.

Dokładna znajomość sytuacji rodzinnych umożliwiła sprawdzenie tej hipotezy przynajmniej liczbowo. Najwyższy odsetek pacjentów z nadwagą występuje wśród par bezdzietnych (27%). a następnie pojedynczy (pojedynczy lub owdowiały) z 25%. Rodziny z jednym lub dwojgiem dzieci mają od 13 do 14%. W rodzinach, w których jest więcej niż 3 dzieci, 22% pacjentów ma już znaczącą nadwagę. Wynika to prawdopodobnie z faktu, że kobiety z kilkoma porodami częściej występują wśród osób z nadwagą. Jednak przeprowadzona analiza regresji nie wykazuje żadnych bezpośrednich korelacji.

Ale wspólny posiłek może również stać się aktem społecznym, który ma mniej racjonalne znaczenie niż symboliczne. Na przykład, zawarta umowa jest zapieczętowana wspólnym posiłkiem.

Chociaż istnieją niewielkie różnice w częstości występowania nadwagi u pacjentów i w zawodzie, nie ma wyraźnych związków z klasami społecznymi (patrz tabela 2).

Jeśli chodzi o obciążenie pracą, warto wspomnieć, że zauważalne są dwie skrajne grupy: Osoby obciążone dużymi obciążeniami, np. stała opieka nad krewnymi oraz osoby, które nie są narażone na szczególne obciążenia. 1/4 pacjentów w obu grupach cierpi na znaczną nadwagę.

Tabela 2: Rozkład częstości występowania nadwagi u pacjentów z nadwagą w odniesieniu do ich zawodu (N=116)

| | |
|---|---|
| Pracownicy niewykwalifikowani, kelnerzy, opiekunowie, pracownicy budowlani - pracownicy, inni usługodawcy | 23% |
| Sprzedawca, pracownik wykwalifikowany, kierowca ciężarówki, fryzjer, (prosty) urzędnik państwowy | 15% |
| brygadziści, urzędnicy służby cywilnej, maszyniści lokomotyw, pracownicy wykwalifikowani, asystenci techniczni | 18% |
| Właściciele sklepów detalicznych, wykwalifikowani pracownicy i pracownicy wykwalifikowani | 24% |
| nauczyciele szkół podstawowych, inżynierowie, kadra kierownicza, urzędnicy państwowi | 15% |
| Pracownicy naukowi, właściciele i dyrektorzy zarządzający większych przedsiębiorstw | 21% |
| uczeń, uczeń, student | 13% |
| gospodyni | 23% |

Hipotetyczne założenie, że problemy rodzinne wpływają na zwyczaje żywieniowe pod względem ilości, nie zostało potwierdzone przez niewielką różnicę liczbową. 19% pacjentów z problemami cierpi na otyłość, w przeciwieństwie do 15%, którzy nie mają istotnych problemów.

Niewielkie różnice związane z płcią mogą zostać wykryte. Kobiety są bardziej skłonne do nadwagi niż mężczyźni. (20/15 %) Wśród kobiet otyłość często występuje dopiero po 40 roku życia. Trend mody i ciąże, które przeszłaś, z pewnością odgrywają tu ważną rolę. (patrz wykres 9)

Pacjenci z nadwagą zbyt często lub zbyt rzadko zwracają się do lekarza. Powinny być za to odpowiedzialne dwa momenty. Z jednej strony, pacjenci ci są szczególnie bezbronni. Na przykład 79% z nich cierpi na problemy z sercem i układem krążenia. Z drugiej strony, aspekt obojętności wobec własnego ciała może prowadzić do zbyt rzadkich wizyt u lekarza.

Podsumowanie:

Nadwaga jest ważnym czynnikiem wpływającym na wiele chorób. (patrz tabela 4) Nie ma jednak wyraźnych powiązań z konkretnymi czynnikami społecznymi. Dostępne dotychczas dane medyczno-socjologiczne są również sprzeczne w tym zakresie. [17)]

Z tego można wywnioskować, że przyczyna znacznej nadwagi jest bardziej prawdopodobna w nawykach żywieniowych. Są one charakterystyczne nie tylko dla społeczeństwa i mają znaczenie nie tylko pod względem otyłości, ale także wpływu na cały organizm.

### 4.2.4 Związek między głównymi czynnikami ryzyka

Tabela 3: Współzależność wskaźników dla RF

| | nadwaga | nikotyna | alkohol | Wartości tłuszczu | ysokie ciśnienie krwi | > cukier we krwi |
|---|---|---|---|---|---|---|
| nadwaga | | -.03 | .11 | .28 | .28 | .19 |
| nikotyna | -.03 | | .42 | -.13 | -.05 | .05 |
| alkohol | .11 | .42 | | .17 | .03 | .15 |
| > wartości tłuszczu | .28 | -.13 | .17 | | .34 | .31 |
| wysokie ciśnienie krwi | .28 | -.05 | .03 | .34 | | .27 |
| > cukier we krwi | .19 | .05 | .15 | .31 | .27 | |

Jak można było się spodziewać, wskaźniki dla RF są w dużej mierze wzajemnie powiązane. Uderza związek pomiędzy podwyższonym poziomem tłuszczu przy wysokim ciśnieniu krwi i podwyższonym poziomie cukru we krwi, nadwagą przy podwyższonym poziomie tłuszczu i wysokim ciśnieniu krwi, a także nikotyną przy zwiększonym spożyciu alkoholu. Współczynniki te nie mówią nic o przyczynie i skutku. Współczynnik dodatni pomiędzy 0 i 1 wskazuje na zależność równoległą. Im wyższa jest jedna zmienna, tym wyższa jest druga.

### 4.2.5 Ryzyko względne

Ryzyko względne to stosunek względnej zachorowalności u osób narażonych (osób z RF) do względnej zachorowalności u osób nie narażonych. [18)] Ryzyko względne oblicza się zgodnie z poniższym harmonogramem:

| zynnik ryzyka istnieje | chory | opłakująco | w agregacie |
|---|---|---|---|
| tak | a | b | a + b |
| nie | c | d | c + d |
| równocześnie | a + c | b + d | a+b+c+d |

Obliczenia

Ryzyko względne = stopa procentowa dla osób narażonych = a/a+b
Stawka dla nienaświetlonyc h c/c+d

Wartość wyniku oznacza, że ryzyko zachorowania na tę chorobę u osób narażonych jest x razy większe niż u osób nie narażonych.

Wartości w tabeli 4 już teraz wyraźnie pokazują, że ryzyko zachorowania na daną chorobę jest większe u osób narażonych niż u pacjentów nieposiadających takiej RF. Stosunek względnej częstotliwości występowania choroby jest wyższy w obecności jednego lub więcej RF i można założyć, że są one w jakiś sposób zaangażowane w rozwój choroby.

W przypadku dolegliwości wegetatywnych, które początkowo pojawiają się objawowo bez zmian organicznych, zwiększone ryzyko może być wykryte tylko u pacjentów, którzy zbyt często przyjmują środki uspokajające i tabletki nasenne oraz u palaczy.

Ryzyko wystąpienia choroby sercowo-naczyniowej wzrasta 1,5-krotnie praktycznie wraz z obecnością poszczególnych RF. To samo dotyczy chorób wątroby, pęcherza żółciowego, nerek i wszystkich innych chorób metabolicznych. W tym przypadku ryzyko osób narażonych jest szczególnie wysokie.

Tabela 4: Wartości względnego ryzyka dla poszczególnych grup chorób (zob. rozdział 4.3)

| Grupy Krabkheit a | Wartości dla ryzyka względnego | | | | | | | | | |
|---|---|---|---|---|---|---|---|---|---|---|
| | Vegetative Be schwerden. | horoba sercowo-naczyniow a | żołądek choroba tęczówki | pęcherz żółciowy wątroby | Chory.... z poruszając ą się maszyną. | Żylne i ciężki e | horoba nerek | Zmiana substancj i -illness | choro ba Atmun g | alergi a |
| czynniki ryzyka | | | | | | | | | | |
| > wartości tłuszczu | | 1,5 | | 1,26 | | 1,1 | 1,04 | 5 | | |
| wysokie ciśnienie krwi | | 2 | | 1,4 | 2,8 | 1,17 | 1,04 | 3 | | |
| > cukier we krwi | | 1,5 | | 1,65 | 2,7 | 1,36 | | 4 | | |
| nadwaga | | 1,32 | | 1,3 | 2,1 | 1,32 | 1,05 | 3 | | |
| środki uspokajają ce i tabletki nasenne | 1,5 | 1,35 | 1,2 | 1.23 | | | 1,3 | | | |
| nikotyna | 1,2 | 1,31 | 1,15 | | | | 1,28 | 2,7 | 1,8 | 1,43 |
| alkohol | | 1,13 | | 1,3 | | | 1,4 | 4,5 | | |

Dotychczas przedstawiono jedynie wpływ jednego czynnika na rozwój choroby. Ignorowane jest to, czy inne RF były zaangażowane w rozwój choroby u pacjentów. Wpływ jednego czynnika mierzonego względnym ryzykiem jest często przeceniany z powodu zwiększonego zaangażowania innych czynników. Jednak korelacja ta jest również wykazywana przez przeprowadzoną matrycę korelacji. (patrz tabela 3)

W badanej grupie klientów 26% osób narażonych miało więcej niż jedną RF.

### 4.2.6 Grupy ryzyka

Poprzednia koncepcja ma jedną wadę. Nie bierze się pod uwagę faktu, że dalsze RF może być obecne u badanych pacjentów razem. Na przykład w epidemiologii choroby wieńcowej serca wykryto kilka RF, takich jak nadciśnienie tętnicze, nikotyna, otyłość itp. [19)] Dlatego lepiej jest podzielić je na grupy ryzyka. Wykonany model Dgiven20) wszystkich RF doprowadził do rozróżnienia dwóch podgrup. Należy je opisać jako poszczególne częstotliwości radiowe i funkcjonalne częstotliwości radiowe. Definicja ta wynikała z charakterystyki analizowanego RF. W jednej grupie występuje wykrywalne zaburzenie funkcji organicznych jako reakcja na organizmu jako całości, podczas gdy druga grupa może być postrzegana jako indywidualnie kontrolowana.

Dygresja metodologiczna: analiza struktur śladowych

Jest to ogólny model pomiarowy, który stanowi teoretyczne tło dla wielu modeli skalowania. Jest to próba wnioskowania na podstawie empirycznie sprawdzalnych lub ustalonych cech charakterystycznych założeń, które są trudno dostępne dla pomiarów bezpośrednich. Rozwiązaniem jest stworzenie z istniejących danych jak najbardziej jednorodnych podgrup. Konkretne problemy związane z tą procedurą i obliczeniami nie będą omawiane w niniejszym dokumencie. [21] W szczególności zastosowano model ogivala. Wydawało się to najbardziej odpowiednie dla istniejących danych.

4.2.6.1 Funkcjonalny RF

Tabela 5: Rozkład odpowiedzi dla pozycji "funkcjonalne RF" (%)

| | | tak | nie |
|---|---|---|---|
| a) Zwiększony poziom tłuszczu | | 27,96 | 72,04 |
| b) nadciśnienie tętnicze | | 30,97 | 69,03 |
| c) podwyższony poziom cukru we krwi | | 14,96 | 85,04 |
| d) Znacząca nadwaga | | 18,21 | 81,79 |

Dla każdej pozycji obliczane są dwa parametry $M_i$ i $\sigma_i$, które definiują odpowiedni ogive. Parametry x i $M_i$ są definiowane jako parametry osoby i pozycji. $M_i$ jest wartością skali pozycji, punktu, w którym prawdopodobieństwo uzyskania odpowiedzi pozytywnej wynosi 0,5. $\sigma_i$ jest zdolnością odróżniającą pozycji; mała wartość oznacza, że obwód jest bardzo stromy: niewielki wzrost ukrytej zmiennej (w pobliżu wartości skali) oznacza duży wzrost prawdopodobieństwa pozytywnej reakcji.

Rozproszenia nie powinny być zbyt duże, inaczej przedmiot będzie bardzo mały zróżnicowana.

Tabela 6: Parametry dla "Funkcjonalnego RF" (model ogival)

| następnie | ai | biografia | Wed | σi |
|---|---|---|---|---|
| a | 1,160 | 0,284 | -0,245 | 0,862 |
| b | 1,085 | 0,483 | 0,445 | 0,922 |
| c | 0,870 | -0,428 | 0,487 | 1,138 |
| d | 0,910 | -0,330 | 0,363 | 1,098 |

a i b są parametrami funkcji liniowej między zmienną śladową a prawdopodobieństwem odpowiedzi dodatniej, mierzonej w wartościach odciętych rozkładu normalnego.

Całkowity test kwadratu chi nie jest znaczący (42,79), ani nie jest to test częściowy dla pojedynczego elementu. Oznacza to, że odchylenia od ostrości nie są znaczące dla wszystkich pozycji. Rozrzutniki znajdują się nieco poniżej lub tuż nad jednym i mogą być akceptowane.

Innym wynikiem są parametry osoby, miejsce każdej grupy - w tym przypadku zdefiniowane przez liczbę odpowiedzi pozytywnych - na ukrytym wymiarze.

Tabela 7: Parametry osoby

| wierzchołki | 0 | 1 | 2 | 3 | 4 |
|---|---|---|---|---|---|
| wartość skali | -1,4208 | -0,7064 | 0,0081 | 0,7336 | 1,459 |

Wszystkie łączne wyniki są reprezentowane empirycznie.

Grupy ekstremalne 0 i 4 są z definicji - lub + nieskończone. Prawdopodobieństwo, że pacjenci z tej grupy odpowiedzą pozytywnie na pytanie jest dołączone:

| **Grupa 1:** | | **Grupa 2:** | | **Grupa 3:** | |
|---|---|---|---|---|---|
| | Pb = 0,4 | | Pb = 0,7 | | Pb = 0,9 |
| | Pa = 0,3 | | Pa = 0,6 | | Pa = 0,8 |
| | Pd = 0,2 | | Pd = 0,3 | | Pd = 0,7 |
| | Pc = 0,1 | | Pc = 0,3 | | Pc = 0,6 |

12% pacjentów należy do grupy ekstremalnej 0, 4% do grupy 4. Ponieważ wszystkie wartości p w grupie 1 są poniżej 0,5, respondenci (30%) z tej grupy prawdopodobnie nie mają żadnej z wymienionych wartości RF. Pacjenci w grupie 2 (34%) nadciśnienie tętnicze RF i zwiększony poziom tłuszczu, pacjenci w grupie 3 (20%) wszyscy czterej RF.

4.2.6.2 Indywidualna RF

Ma to na celu określenie zagrożeń, na które można mieć bezpośredni wpływ, takich jak palenie tytoniu, alkohol i przyjmowanie tabletek. Czynniki te wpływają również na reakcje całego organizmu, ale mogą być kontrolowane indywidualnie. Przyjmuje się, że sytuacje społeczne determinują zakres tej RF. (W przypadku obaw lub zwiększonych problemów, "sięgnij po butelkę" lub w szczególnych sytuacjach przeciążenia i nadużywania, zwiększonego przyjmowania środków uspokajających i tabletek nasennych).

Tabela 8: Rozkład odpowiedzi dla poszczególnych pozycji "RF" (N=637;%)

| | tak | nie |
|---|---|---|
| a) nikotyna | 57,67 | 42,33 |
| b) alkohol | 19,55 | 80,45 |
| c) Częste stosowanie leków (ogólne) | 48,66 | 51,34 |
| d) częste stosowanie środków uspokajających i tabletek nasennych | 13,19 | 86,81 |

Podobnie jak w przypadku "Funkcjonalnego RF", obliczono dwa parametry $_{Mi}$ i

$\sigma i$.

Tabela 9: Parametry dla "Individual RF" (model ogival)

| następnie | ai | biografia | Wed | σi |
|---|---|---|---|---|
| a | 1,080 | 1,027 | -0,951 | 0,926 |
| b | 1,012 | -0,585 | 0,578 | 0,989 |
| c | 1,462 | 1,048 | -0,717 | 0,684 |
| d | 1,162 | -0,815 | 0,701 | 0,861 |

Całkowity test kwadratu chi nie jest znaczący, ani też nie jest to test częściowy dla pojedynczego elementu. Rozproszenia są tuż pod jednym. (Błąd pomiaru jest niska). Wartości skali elementów są symetryczne.

Tabela 10: Parametry osoby

| wierzchołki | 0 | 1 | 2 | 3 | 4 |
|---|---|---|---|---|---|
| wartość skali | -1,6877 | -0,9160 | -0,1443 | 0,6865 | 1,5173 |

Wszystkie łączne wyniki są reprezentowane empirycznie, ale grupa skrajna 4 jest bardzo mała: 2,59 %.

Prawdopodobieństwo (świnia), że osoby z tej grupy odpowiedzą pozytywnie na pozycję, jest dołączone:

| | | | | | |
|---|---|---|---|---|---|
| **Grupa 1:** | Pa = 0,5 | **Grupa 2:** | Pa = 0,8 | **Grupa 3:** | Pa = 0,9 |
| (31%) | Pc = 0,4 | (30%) | Pc = 0,8 | (15%) | Pc = 1,0 |
| | Pb = 0,06 | | Pb = 0,3 | | Pb = 0,5 |
| | Pd = 0,01 | | Pd = 0,2 | | Pd = 0,5 |

Pacjenci z grupy 1 są dość pewni, że mają tylko jeden RF; palą. W drugiej grupie istnieje wysokie prawdopodobieństwo znalezienia pacjentów, którzy palą, jak również często przyjmują leki, a w trzeciej grupie można założyć, że wszystkie RF są obecne razem.

W celu wyjaśnienia możliwych społecznych lub psychologicznych zmiennych wpływających, obliczono analizę regresji przy użyciu nowo utworzonych zmiennych "Functional and Individual RF". Jak pokazuje wynik (Tab. 11), "Funkcjonalny RF" jest związany z płcią. Mężczyźni są bardziej bezbronni niż kobiety. Ponadto, RF jest coraz częściej obecna w klasie zawodowej pracowników. Jednakże reakcja na konkretne obciążenia pracą mogłaby być wykazana tylko w niewielkim stopniu, a niepokój, poważne wydarzenia i problemy życiowe nie prowadziłyby do zwiększenia liczby przypadków zwiększonej częstotliwości radiowej. Związek między pracą fizyczną można wyjaśnić faktem, że pracownicy są bardziej dotknięci problemem.

Prawidłowy wysiłek fizyczny jest ogólnie uznawany za pozytywny. Wiadomo, że brak ruchu jest jednym z symptomów uprzemysłowionych w tym społeczeństwie. Działalność taką określa się mianem promocji zdrowia. Wydaje się jednak, że osoby nadaktywne, które są pod presją, aby stale coś robić, mają większe szanse na posiadanie jednej lub więcej częstotliwości radiowych.

(Uwzględniono jedynie skrajności, ponieważ zostały one odnotowane w dokumentacji medycznej).

Tabela 11: Analiza regresji dla RF

| niezależna zmienna | współczynnik częściowej korelacji | |
|---|---|---|
| | FunctionalRF + | Indywidualnie RF+ |
| Płeć: mężczyzna / kobieta | -0,27 | -0,3 |
| Zawód: pracownik/pracownik | -0,19 | -0,27 |
| gospodyni | | -0,11 |
| Obciążenie pracą: Pracownik wykonujący pracę w systemie zmianowym/nocnym | | |
| duże dodatkowe obciążenie | | |
| główna odpowiedzialność | | |
| brak szczególnych napięć | | |
| Metoda pracy: głównie praca umysłowa | | |
| głównie praca fizyczna | -0,13 | |
| głównie gospodynie domowe. | | |
| Zakres ruchu: wyraźny. aktywny. | -0,11 | |
| wymawiane. pasywne. | | -0,12 |
| Poważne wydarzenia życiowe: Problemy rodzinne | | -0,12 |
| Rodzaj rodziny: para małżeńska z 1-2 dziećmi | 0,38 | -0,13 |
| Para z 3 i więcej dzieci. | 0,24 | -0,14 |
| para bez dzieci | 0,21 | -0,15 |
| Pojedynczy | -0,37 | 0,16 |
| 1 rodzic z dzieckiem | -0,36 | 0,2 |

+ Zmienne te są zakodowane odwrotnie, gdzie znak ujemny wskazuje na dodatnią korelację.

Silny związek pomiędzy typem rodziny a "funkcjonalnym RF" wydaje mi się interesujący. Małżeństwa z dziećmi, ale również bez dzieci, są mniej zagrożone. Relacja między samotnymi ludźmi a tą RF jest z pewnością częściowo związana z wiekiem. Ale to również zmniejszy również.

Potwierdza się raczej hipoteza robocza, że brak wsparcia społecznego i emocjonalnego (por. Rozdział II) prowadzi do reakcji organizmu. Ten aspekt dotyczy również tylko jednego rodzica z dzieckiem, chociaż w tym przypadku istniejąca struktura społeczna, stosunek społeczeństwa do samotnych kobiet i ewentualna dezintegracja odgrywają pewną rolę.

Indywidualna RF" jest również bardziej powszechna wśród mężczyzn. Prawdopodobieństwo jest większe w przypadku pracowników i gospodyń domowych, które mają jedną lub więcej z tych częstotliwości radiowych. W przeciwieństwie do "Funkcjonalnego RF", jest to szczególnie widoczne u osób nieaktywnych, które nie są narażone na żaden szczególny stres. Problemy rodzinne mogą odegrać pewną rolę, ale połączenie jest bardzo małe i nie powinno być nadinterpretowane. Ale również tutaj typ rodziny jest wpływowy, choć w mniejszym stopniu.

### 4.2.7 RF jako czynniki wpływające na różne choroby

Tabela 12: Analiza regresji dla grup ryzyka

| niezależna zmienna | Współczynnik częściowej korelacji | | | |
|---|---|---|---|---|
| | Skargi wegetatywne | Sercowo-naczyniowe | wrażliwość na chorobę | roby górne drogi oddechowe |
| Funkcjonalne częstotliwości radiowe | | -0,32 | -0,16 | 0,16 |
| Poszczególne częstotliwości radiowe | -0,23 | -0,11 | -0,12 | 0,12 |

Warto zauważyć, że istnieje związek między "funkcjonalnym RF" a chorobami układu krążenia, podczas gdy "indywidualny RF" ma tendencję do wpływania na dolegliwości wegetatywne. Wpływ na inne choroby jest znacznie słabszy w przypadku "indywidualnego RF". Prawdopodobieństwo większej podatności na choroby również wzrasta wraz z obecnością tej RF.

## *4.3 Grupy chorób*

Tabela 13: Rozkład częstotliwości występowania grup diagnostycznych

| | N=637 | N=224 | N=413 |
|---|---|---|---|
| rozpoznanie | | męski | żeński |
| Skargi wegetatywne | 73% | 71% | 75% |
| choroby układu krążenia | 63% | 54% | 68% |
| choroby żołądka i jelit | 35% | 34% | 36% |
| Choroby wątroby i pęcherzyka żółciowego | 22% | 16% | 25% |
| Choroba narządów oddechowych | 35% | 40% | 32% |
| Zakażenia banalne | 47% | 56% | 43% |
| Choroba układu mięśniowo-szkieletowego | 55% | 38% | 64% |
| Nowotwory złośliwe | 6% | 3% | 6% |
| Zaburzenia endokrynologiczne | 4% | 1% | 5% |
| Choroba skóry i błon śluzowych | 29% | 29% | 30% |
| Choroby zakaźne (gruźlica/gruźlica...) | 5% | 4% | 6% |
| Skutki działania systemu płciowego | 32% | 14% | 42% |
| Choroba narządów zmysłów | 9% | 7% | 11% |
| zaburzeniami krwi | 5% | 2% | 7% |
| choroby nerek i dróg moczowych | 22% | 25% | 20% |
| Skutki i konsekwencje wypadków n. urazy | 14% | 23% | 9% |
| Inne choroby metaboliczne (podagra....) | 9% | 15% | 6% |
| migrena | 18% | 8% | 24% |
| Chroniczne cierpienie | 39% | 40% | 39% |
| alergie | 19% | 18% | 20% |
| Zakłócenia w układzie żylnym | 40% | 29% | 45% |
| Choroby neurologiczne | 7% | 10% | 6% |
| Psych. Widoczny do psychotycznego. | 6% | 8% | 5% |

W przeciwieństwie do statystyk dotyczących śmiertelności, które izolują chorobę podstawową na podstawie Międzynarodowej Klasyfikacji Chorób i Przyczyn Śmierci (ICD)[1)], wszystkie diagnozy postawione podczas leczenia zostały uwzględnione w statystykach dla każdego pacjenta. Rozpoznania te zostały zakodowane w taki sposób, że w dużej mierze przypisano je do poszczególnych grup chorób2)· To, czy jest to choroba łagodna czy ciężka, nie wynika z danych zebranych dotychczas w literaturze. To skłoniło mnie do dodatkowego przyjrzenia się dolegliwościom związanym z trwałym upośledzeniem zdrowia.

### 4.3.1 Skargi wegetatywne (zaburzenia czynnościowe)

#### Wprowadzenie

Skargi wegetatywne i nerwowe są bardzo powszechne w naszej zachodniej kulturze. Nie wiadomo, czy istniały one już w tym zakresie w przeszłości. Skargi nie są specyficzne, ich charakter jest niejednoznaczny i trudno jest wyciągnąć wnioski diagnostyczne. Zewnętrznie, te objawy funkcjonalne, takie jak ból głowy, ból brzucha, pogoń za sercem, niewydolność układu oddechowego itp. zwykle nie różnią się od chorób wywołanych organicznie. Jednak postęp w medycynie zazwyczaj umożliwia wykrycie chorób organicznych jako takich.

W tym dziale omówimy kompleks skarg wegetatywnych. Obejmuje to wszystkie objawy, które początkowo pojawiają się objawowo bez zmian organicznych. Zadanie dla tej grupy często nie było łatwe.

Ocena dokonywana przez lekarza, ale także ekspresja pacjenta podlega częściowo subiektywnym interpretacjom. Uwzględniono jednak tylko te przypadki, które powtarzano lub skarżono się na poważne skargi.

4.3.1.1.1 Wymagania teoretyczne

Jak już szczegółowo omówiono w rozdziale 2, istnieje dysproporcja między aktywnością a odpoczynkiem podczas ekstremalnego i długotrwałego stresu. Poszczególne funkcje narządów są nadmiernie obciążone, co prowadzi do zaburzeń dobrego samopoczucia. Dostosowanie organizmu do obciążenia hormonami gruczołów nadnerczy jest kontrolowane. Przez nerwy współczulne i przez hormony przysadki mózgowej, te gruczoły są sygnalizowane stanem alarmowym, po czym hormony adrenalina i noradrenalina są uwalniane z rdzenia nadnerczy i hydrokortyzon z kory nadnerczy do krwi, co powoduje nagłe zmiany w różnych organach. Procesy te zakłócają równowagę funkcji organizmu (homeostaza), ale oddychanie, krążenie, trawienie itp. szybko powracają do normalnego funkcjonowania. W przypadku częstego ich wygasania. Jednak wegetatywna niestabilność ma miejsce wegetatywnie. [3)] interakcja funkcji organizmu jest zakłócona, poszczególne układy narządów nie funkcjonują już wystarczająco dobrze. Bóle głowy na napięcie, dolegliwości żołądkowe, dolegliwości sercowe, zaburzenia snu, ograniczenia w koncentracji i wydajności są typowymi objawami zaburzonej równowagi wegetatywnej. Objawy wyczerpania wyrażają się inaczej dla każdej osoby.

W literaturze rozróżnia się typ z chroniczną gotowością do startu oraz typ bojownika i ucieczki, przy czym różnica polega przede wszystkim na tym, że błędne kontrole wegetatywne wyrażają się inaczej. 4) Rodzaj myśliwca jest bardziej podatny na podwyższone ciśnienie krwi, wysokie tętno i sporadyczne tachykardie podczas stresu psychicznego. Kawa i papierosy stymulują również aktywność serca. W ciągu dnia objawy te są często prawie niepostrzegane świadomie, ponieważ wewnętrzne napięcie może zostać złagodzone przez aktywność. Ale kiedy odpoczywa, albo przed zaśnięciem, zaczyna się myślenie. Pojawiające się dolegliwości nie wynikają z niemożności wyłączenia, ale z możliwej choroby. Jednak sam ten strach jest ponownie stresor, który powoduje wegetatywne przekierowanie i intensyfikuje oryginalne zakłócenia.

Przewlekły wstrząs może prowadzić do spadku ciśnienia krwi i rozluźnienia mięśni z zawrotami głowy, ogólnym osłabieniem, lękiem i niepokojem, zaburzeniami żołądka, przewlekłymi bólami głowy, tachykardią itp. To zależy od indywidualnej sytuacji, jak wyczerpanie pojawia się w człowieku. Czynniki genetyczne i całość doświadczeń życiowych są tego wyznacznikami. W literaturze, czynniki społeczno-kulturowe są cytowane jako determinujące układ narządów, w który rzutowane są doznania w przypadku ogólnego dyskomfortu. (5) Istnieje również konkretne odniesienie do procesów uczenia się związanych z konkretnym przejawem stanów wyczerpania. 6) Jeśli na przykład ktoś w rodzinie już cierpi na jakąś chorobę, członkowie rodziny są "uczuleni" na tę dziedzinę, tj. w sytuacjach, gdy Nadwyrężone, te konkretne skargi są odczuwalne, ponieważ ten obszar jest niezwykle obserwowany. Ta niespokojna samoobserwacja prowadzi do skurczów, które faktycznie zakłócają normalne funkcjonowanie systemu.

Na przykład rysunek 12 pokazuje, w jaki sposób mogą wystąpić dolegliwości nerwowe serca. 7)

Graphik 12: Entstehung nervöser Herzbeschwerden

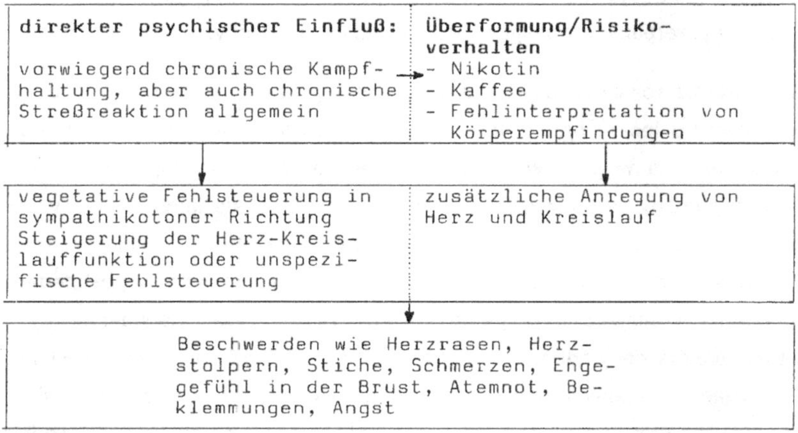


4.3.1.2 Czynniki społeczne i psychospołeczne wpływające na sytuację społeczną i psychospołeczną

Wysoki odsetek pacjentów z dolegliwościami wegetatywnymi i nerwowymi (73%).
) z pewnością nie wynika wyłącznie z wpływów społecznych i środowiskowych, ale przede wszystkim z mechanizmów lub wyuczonych zachowań sugerujących czynniki emocjonalne, takie jak niepokój, napięcie, agresja i popęd. Już w rodzinie decyduje, czy ktoś interpretuje drobne doznania jako skargi i czy są one powodem do wizyty u lekarza. Spośród badanych pacjentów z dolegliwościami nerwowymi 72% trafiło do lekarza dostosowanego do ich dolegliwości, reszta zbyt często przychodziła do gabinetu. Czy objawy spowodowane przyczynami wegetatywnymi mogą być sposób, w jaki jednostka wchodzi w świadomość, tzn. jest określany lub nawet przeceniany przez jednostkę, zależy od emocjonalnej8) pobudliwości jednostki. (zob. rozdział 2.)

Skargi wegetatywne są wymieniane równie często przez obie płcie. (71% mężczyzn i 75% kobiet).

Graphik 13: Die Häufigkeit der vegetativen Beschwerden in den einzelnen Altersklassen

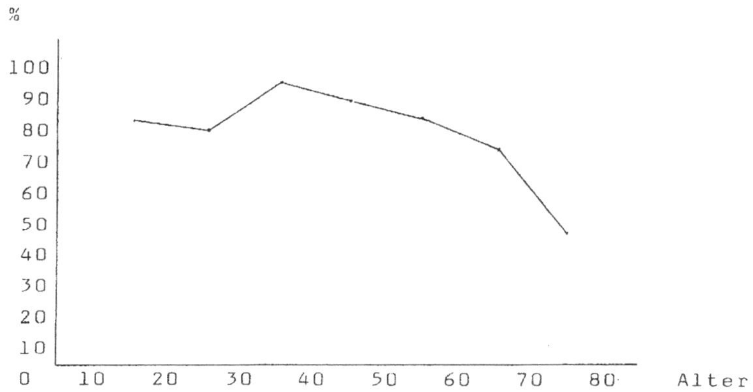


Liczba dzieci i młodzieży, które przychodzą do lekarza ze skargami nerwowymi jest alarmująca. W tym kontekście należy podkreślić funkcję socjalizacyjną rodziny, nie zagłębiając się jednak w indywidualne teorie. [9)]

- W rodzinie osoba uczy się pewnych zachowań, wartości, norm, rozwoju swojej osobowości itp.

- Jednak w rodzinie dana osoba uczy się radzić sobie z pewnymi sytuacjami, wybierać mechanizmy adaptacyjne, które są najbardziej odpowiednie dla danej sytuacji i osoby.

- Rodzina jest odpowiedzialna za zdrowie biologiczne i psychodynamiczne dziecka, ponieważ należy ustanowić równowagę społeczno-emocjonalną. Jest to szczególnie ważne w dzisiejszym społeczeństwie zorientowanym na wyniki. Jeśli funkcja ta nie jest wykonywana, dla dziecka powstają sytuacje stresowe, z którymi dziecko nie może sobie poradzić i które znajdują wyraz w częstych bólach żołądka, kolki pępowinowej, bólach głowy i podobnych dolegliwościach.

Szczyt grupy wiekowej to 30-40 lat. Być może jest to znak, że obciążenia są największe w tym okresie. Dla człowieka, który musi odnaleźć się w swoim zawodzie i stara się osiągnąć cele, które sobie wyznaczył. Dla kobiety jest to czas dorastających dzieci. Ta okoliczność jest szczególnie ważna w przypadku pracujących gospodyń domowych z rodzinami (patrz tabela 15). Interesujące jest to, że w przeciwieństwie do związanych z wiekiem podwyżek we wszystkich innych grupach chorób, dolegliwości wegetatywne wykazują silny spadek wraz z wiekiem. Można to interpretować jako poparcie podstawowej hipotezy, że długotrwałe lub nawracające zaburzenia nerwowe funkcji organizmu przejawiają się w danym układzie narządowym i prowadzą do uszkodzenia narządów poprzez trwałe nadużycia.

Jak dotąd niewiele jest znanych badań dotyczących dolegliwości nerwowych. Pflanz próbował udowodnić związek między częstością występowania dolegliwości wegetatywnych a czynnikami społecznymi, takimi jak zmiana, wiek, stan cywilny itp. [10)] Jego wyniki sugerują, że skargi wegetatywne nie mogą być uzależnione od kilku czynników i że szczególnie stresujące momenty mogą odegrać pewną rolę. Nie ma jednak wystarczających wyjaśnień. (por. tabela 16 badania własnego, która pokazuje podobne wyniki.)

Hollingshead i Redlich również przedstawili ustalenia już w 1958 r., które wówczas były można stwierdzić, że dolegliwości nerwowe występują częściej w warstwach górnych, natomiast dolegliwości związane z narządem występują częściej w warstwach dolnych. [11)] Ta obserwacja może być potwierdzona jedynie przez nasze własne wyniki, co oznacza, że odsetek skarg na skargi nerwowe w niższych warstwach jest rzadszy. (Sh. Table 14). Jednak analiza regresji nie wykazuje żadnej pozytywnej korelacji.

Tabela 14: Rozkład częstotliwości skarg wegetatywnych według grup zawodowych (N=468)

| | |
|---|---|
| Pracownicy niewykwalifikowani, kelnerzy, opiekunowie, pracownicy rolni, inne zawody usługowe | 66% |
| Sprzedawca, pracownik wykwalifikowany, kierowca ciężarówki, fryzjer, urzędnik służby cywilnej o prostej obsłudze. | 69% |
| brygadzista, urzędnik państwowy, sekretarz, maszynista lokomotywy, pracownik wykwalifikowany, asystent techniczny | 73% |
| Właściciele sklepów detalicznych, wykwalifikowani pracownicy biurowi, wykwalifikowani pracownicy wykwalifikowani pracownicy wykwalifikowani. | 78% |
| Nauczyciele szkół podstawowych, inżynierowie, kierownictwo średniego szczebla, urzędnicy służby cywilnej w wyższej klasie służby cywilnej. | 79% |
| Akademicki, właściciel/zarządzający większymi firmami. | 84% |
| uczeń, uczeń, student | 67% |
| gospodyni | 69% |

Tabela 15: Rozkład częstości występowania dolegliwości wegetatywnych w zależności od aktywności zawodowej w czasie choroby (N=468)

| | |
|---|---|
| Praca | 80% |
| Bezrobotni (niedostatecznie reprezentowani) | |
| Emeryt/rencista, emeryt/rencista | 37% |
| Pracująca gospodyni domowa z rodziną | 80% |
| gospodyni | 69% |
| W edukacji szkolnej | 67% |

Wydaje mi się interesujące, że pracująca gospodyni domowa częściej narzeka na dolegliwości wegetatywne niż gospodyni domowa. Prawdopodobnie jednym z powodów jest dodatkowe obciążenie roli gospodyń domowych i specjalistów. Z drugiej strony wynik może być również związany z faktem, że pracujące kobiety są bardziej skłonne do konsultacji z lekarzem w przypadku wystąpienia zaburzeń zdrowotnych.

Podobnie, obciążenia pracą dotyczą na ogół tylko tych osób, które poza wykonywanym zawodem mają również stałą linię boczną, zwiększając liczbę skarg o 20%. Natomiast różnice (6%) między pacjentami z dużą odpowiedzialnością zawodową a pacjentami, którzy nie są narażeni na szczególny stres, były niewielkie.

Nie ma związku między skargami wegetatywnymi a stanem cywilnym w takim stopniu, w jakim można by się tego spodziewać ze względu na różne obciążenia z nimi związane. Wynik jest bardziej zgodny z krzywą wieku. (zob. wykres 13). Pojedynczy pacjenci prowadzą w 80%, a następnie pacjenci zamężni i rozwiedzeni. Stanowią one 74%. Wśród wdów 52% nadal zgłasza skargi wegetatywne.

Fakt, że wielkość i lokalizacja domu lub mieszkania może mieć wpływ na zdrowie i dobre samopoczucie mieszkańców nie jest w żadnym razie nowym odkryciem. Już w starożytności wśród narodów kulturowych pojawiły się wskazówki dotyczące relacji między mieszkaniem a chorobą. Jednak nacisk położono na higieniczne poglądy i wiedzę. Na przykład starożytni Egipcjanie posiadali doskonałą wiedzę w wielu dziedzinach higieny. [12)] Dziś pewien stopień higieny jest po prostu rzeczą oczywistą, dlatego też zależało mi przede wszystkim na udowodnieniu, że ludzie, którzy są ciasno zakorkowani lub mieszkają w "silosach mieszkalnych" lub których mieszkania pozwalają na niewielką fazę relaksu z powodu dużego natężenia ruchu drogowego, są bardziej podatni na choroby lub są bardziej podatni na dolegliwości nerwowe. Brak światła słonecznego w mieszkaniu, np. w mieszkaniach w piwnicach, zmniejsza naturalną drażliwość nerwów i energię aktywności mięśniowej. [13)] Światło wpływa również na aktywność oddechową. W słabo oświetlonych pomieszczeniach a szczególnie w nocy zwalnia. Oczywiście, sam czynnik jakości życia nie wystarczy, ale gdy pojawi się kilka elementów, może stać się momentem wyzwalającym.

Ponieważ jakość życia w zlewni tego lekarza jest stosunkowo wysoka, trudno jest rozróżnić różnice. Spośród ankietowanych klientów, tylko 5% żyje w bardzo ciasnych warunkach, 32% w domach z więcej niż 9 rodzinami, 31% na ruchliwej głównej drodze i żaden w

w obszarze przemysłowym. 65 % pacjentów cierpiących na dolegliwości wegetatywne ma mieszkania z przylegającymi terenami zielonymi, w porównaniu z 77 % mieszkających na głównej drodze.

Tabela 16: Analiza regresji dla skarg wegetatywnych

| niezależna zmienna | część. Współczynnik korelacji |
| --- | --- |
| | skargi wegetatywne |
| Płeć: mężczyzna / kobieta | -0,15 |
| stan cywilny | |
| zawód | |
| obciążenia pracą | |
| eksploatacja | |
| Rodzaj rodziny: rodzina z dziećmi/bez dzieci/jednoosobowa | -0,13 |
| Liczba rodzeństwa: rodzeństwo/pojedyncze dziecko | -0,16 |
| warunki mieszkaniowe | |
| typ mieszkania | |
| Czynniki stresu wywołane zdarzeniem | 0,15 |
| Problemy rodzinne | 0,12 |
| niepokój związany z niektórymi skargami | 0,24 |
| Nerwowe zachowanie | 0,29 |

Jeśli po raz pierwszy założono, że obciążenia i problemy na ogół odgrywają istotną rolę, było to nieco zróżnicowane poprzez przeprowadzoną analizę regresji (zob. tabela 16). Okazało się, że dolegliwości wegetatywne nie wiążą się wyłącznie ze stresem zawodowym, ale z czynnikami stresogennymi.

Wynik ten jest zgodny z podejściem Dohrenwend "Life Events Approach" (patrz sekcja 2). Ponadto obliczona analiza wykazała pozytywną korelację z problemami rodzinnymi, takimi jak praca, szkoła czy problemy finansowe.

Stosunkowo wysoki dodatni współczynnik regresji wskazuje, że niepokój związany z istniejącymi dolegliwościami i zachowaniami nerwowymi mają wpływ na organizm. Potwierdza to teorię, że raz zauważone świadomie objawy (takie jak zwiększone palpitacje czy skurcze pozasercowe) są nasilane przez niepokój lub zwiększają napięcie wewnętrzne.

4.3.1.3 Czynniki wpływające na konstytucję

Powstaje pytanie, jak dojść do empirycznie weryfikowalnej cechy korelującej, która koreluje psychofizycznie i tym samym być postrzeganym jako wpływ na organizm jako całość. Kretschmer podaje dwie zasady znajdowania takich typów w sensie naukowym. [14)]

- Zasada działania wzmacniacza, która opiera się na sensorycznych prawach fizjologicznych integracji optycznej oraz na
- Zasada korelacji grupowej. Tutaj możliwe jest dalsze przesiewanie indywidualnych cech należących do koncentratu cech psychofizycznych.

Nie wystarczy przyznać każdemu człowiekowi jego osobliwości, wiedząc, że reaguje inaczej. Celem jest raczej ustalenie, co to jest dla osób, u których można się spodziewać nadwrażliwości lub nadwrażliwości. To odniesienie poszczególnych funkcji do ogólnej osobowości może być wyrażone jedynie w typach.

Ponieważ typy biologiczne nie mają ostrych granic i mają tylko jedną konkretną typ podstawowy, habitus i klasyfikacje temperamentu stosowane w badaniu należy rozumieć w tym zakresie. Można tylko przypuszczać, że osoba jest typem mieszanym, który został przypisany do danego typu przez dominację charakterystycznej grupy.

Kretschmer przyczynowo powiązał koncepcję konstytucji z dziedziczeniem. Jednak z biegiem lat coraz bardziej zdawał sobie sprawę z tego, że wpływy historii życia również mogą odegrać pewną rolę. Koncepcja konstytucji jest wyraźnie psychofizyczna i ogólna biologiczna, ukierunkowana na relację pomiędzy fizycznym i psychologicznym. Od lat dwudziestych XX wieku koncepcja konstytucji stała się częściowo bardziej precyzyjna, częściowo bardziej rozwinięta. Konstytucja jest ogólnie rozumiana jako "przeważnie odziedziczony potencjał reakcji organizmu, który można zaakcentować w pewnych granicach". [15)]

Temperamenty są krwią chemiczną z warunkowym. Jego fizycznym przedstawicielem jest mózg i układ gruczołowy. Temperamenty są częścią psychiki, która koreluje z budową ciała. [16)] Zakłócają one pracę silnika "aparatów psychicznych" i napędzają go. Istnieją wyraźne związki z ogólną równowagą ciała, przede wszystkim z metabolizmem masy ciała i tłuszczu oraz poprzez strukturę ciała również z metabolizmem cukru. (Na przykład, również w tym badaniu występowały wysokie korelacje "Pyknisch: Cukrzyca").

Klasyfikacja temperamentu Kretschmera 17) została świadomie zastąpiona konwencjonalną klasyfikacją dla tego badania, ponieważ z jednej strony uczyniło to przydział i wyniki bardziej zrozumiałymi, a z drugiej strony nie byłoby to możliwe bez dokładniejszego zbadania danej osoby zgodnie z Kretschmer.

O ile mi wiadomo, istnieją ustalenia dotyczące związku między konstytucją a oporem podczas ekstremalnej żywotności.

(np. stres18), jak również choroby fizyczne i psychiczne, ale nie jest to ewentualna predyspozycja do występowania poszczególnych chorób. Następnie podejmuje się próbę nawiązania połączeń.

Walidacja typologii może być przeprowadzona wyłącznie na podstawie zewnętrznych kryteriów, np. wzrostu i wagi. Jednakże, ponieważ w szczególności klasyfikacja temperamentu podlega subiektywnym kryteriom, należy zachować ostrożność w odniesieniu do wyników, ponieważ nie można zmierzyć wpływu tych subiektywnych elementów.

Tabela 17: Rozkład częstości występowania dolegliwości wegetatywnych według habitusa i temperamentu (N=468). (Uwzględniono tylko te typy, które najczęściej lub rzadziej skarżyły się na skargi wegetatywne).

| | |
|---|---|
| Typ sportowo-cholerancyjny: | 95% |
| Leptosome-melancholijny typ: | 90% |
| Sportowo-melancholijny typ: | 90% |
| Pikniczno-melancholijny typ: | 88% |
| Leptosomalny sportowy typ flegmatyczny: | 50% |
| Hybryda piknikowa typu Sanguine: | 50% |
| Pycnical Sanguine type: | 54% |

Interesujący jest fakt, że zaburzenia funkcjonalne wydają się być niezależne od przyzwyczajenia, podczas gdy temperamenty melancholijne i tolerancyjne mają skłonności wegetatywne, jak pokazują wyniki analizy regresji.

Tabela 18: Analiza regresji w przypadku skarg wegetatywnych

| niezależna zmienna | ść. Współczynnik korelacji |
|---|---|
| | skargi wegetatywne |
| Typ leptoszomeru Typ | |
| Typ sportowy | |
| Leptosomalny sportowy typ lekkoatletyczny | |
| Typ piknikowy | |
| Mieszana forma piknikowa | |
| raczej temperament sanguine'a. | -0,16 |
| raczej tolerancyjny temperament. | 0,11 |
| raczej flegmatyczny temperament. | -0,18 |
| raczej melancholijny temperament. | 0,24 |

Matryca korelacji, która powinna pokazywać, jak silnie poszczególne choroby są ze sobą powiązane, wykazała następujące współczynniki dla kompleksu dolegliwości wegetatywnych:

**Skargi wegetatywne** - przewód pokarmowy .26
- migrena .17
- Zakażenia banalne .11

Pacjenci z dolegliwościami wegetatywnymi mają tendencję do występowania chorób przewodu pokarmowego i migreny. Chociaż istnieje tylko niewielki związek między dolegliwościami wegetatywnymi a zakażeniami banalnymi, pasuje to do tezy, że długotrwały stres nie tylko prowadzi do zaburzeń czynnościowych, ale także osłabia układ odpornościowy i czyni te osoby bardziej podatnymi na zakażenia banalne.

Wynik ten wskazuje, że w szczególności skargi wegetatywne są oceniane w różny sposób. Tutaj jest to grupa gospodyń domowych, które zbyt często chodzą do lekarza z powodu drobnych szczegółów i przeceniania doznań nerwowych.

Tabela 19: Częstotliwość wizyt u lekarza w przypadku dolegliwości wegetatywnych w podziale na grupy zawodowe (N=468)

| | zbyt częste | oprawiony | zbyt rzadkie |
|---|---|---|---|
| Pracownicy niewykwalifikowani | 17% | 65% | 17% |
| Pracownicy z wykształconym zawodem | 16% | 81% | 3% |
| pracownik wykwalifikowany | 11% | 81% | 8% |
| pracownik biurowy | 15% | 61% | 24% |
| menedżerowie średniego szczebla | 10% | 82% | 8% |
| farmerzy | | | |
| Kadra kierownicza i pracownicy naukowi | | 84% | 16% |
| uczeń, uczeń, student | 5% | 92% | 3% |
| gospodyni | 23% | 70% | 7% |

Podczas gdy zaburzenia funkcjonalne są częściej wymieniane w warstwach górnych (patrz tabela 14), tabela ta pokazuje odwrotny trend. Osoby wykonujące mniej wykwalifikowane zawody zbyt często konsultują się z lekarzem. Z jednej strony może to mieć związek z faktem, że wizyta u lekarza jest bardziej możliwa pod względem czasu lub może być postrzegana jako pożądana zmiana, z drugiej strony pacjenci ci zbyt często odwiedzają lekarza ze względu na pewną nieznajomość własnego ciała.

Z drugiej strony, osoby wykonujące określone zawody mają tendencję do konsultowania się z lekarzem zgodnie ze swoimi skargami lub zbyt rzadko.

Podsumowanie:

Można by ustalić relacje statystyczne pomiędzy skargami wegetatywnymi a cechami społecznymi, które w dużej mierze pokrywają się z istniejącymi ustaleniami. Fakt, że wielu młodych ludzi już narzeka na takie skargi, wydaje mi się ważny. Szczyt wieku leży między 30 a 40 rokiem życia, a następnie spada dość wyraźnie. Wiąże się to z podstawową hipotezą, że długotrwałe zaburzenia czynnościowe stają się oczywiste i prowadzą do chorób organicznych. Kobiety częściej wykazują objawy nerwowe. Specyficzne dla danej zmiany mogą być nie da się osiągnąć wyraźnego rezultatu. W ujęciu procentowym nastąpił niewielki wzrost liczby wykwalifikowanych zawodów. Jednak sama odpowiedzialność zawodowa nie odgrywa roli hipotetycznie przyjętej. Uwidoczniły się jedynie korelacje pomiędzy dodatkowymi obciążeniami a szczególnymi wydarzeniami życiowymi.

Jak dalece wystąpienie tych objawów jest związane z konstytucją, tj. budową ciała i temperamentem, starano się sugestywnie wyjaśnić. Wyniki te pokazują, że budowa ciała ma niewielki wpływ na częstotliwość występowania dolegliwości wegetatywnych, ale melancholia i choleryczni chorzy są bardziej predysponowani. Wynik jest zgodny z codziennymi doświadczeniami, ale powinien być dalej monitorowany.

Ponadto, grupy te powinny być zróżnicowane, które mają tendencję do przeceniania występujących doznań nerwowych.

Wykazano, że gospodynie domowe i osoby wykonujące mniej wykwalifikowane zawody zbyt często zasięgają opinii lekarza, zwłaszcza jeśli ich objawy są niewielkie. Pojawiło się pytanie, czy przyczyną tego stanu rzeczy jest obawa przed chorobą lub brak komunikacji poprzez samotność.

Jak wynika z powyższego, większość pacjentów, którzy zbyt często pojawiają się w poczekalni lekarza, ma 40 - 50 lat i jest bardzo zaniepokojona skargami.

### 4.3.2 Choroby układu krążenia

Chociaż nie ma prawie żadnych porównywalnych wyników badań dotyczących kompleksu skarg wegetatywnych, istnieje wiele badań nad następującymi stanami chorobowymi. Z jednej strony są one związane z czynnikami psychologicznymi i społecznymi, a z drugiej strony są uważane za choroby organiczne.

W ostatnich dwóch dekadach choroby układu krążenia gwałtownie się nasiliły i dlatego są na pierwszym miejscu licznych projektów naukowych. [19)] Wyniki te, które są niemal wyłącznie badaniami pacjentów zawałowych, nie mogą być dokładnie porównane z wynikami obecnego badania, ponieważ klientela lekarza rodzinnego różni się od klienteli internisty lub ośrodka rehabilitacji chorób układu krążenia. Nie chodziło też o wybranie tylko jednej choroby, ale o kontekst ogólny.

4.3.2.1 Wymagania teoretyczne:

Grupa chorób układu krążenia obejmuje wszystkie zaburzenia układu krążenia tętniczego. W szczególności zaburzenia krążenia w tętnicach oraz stany po zawałach serca, skutkujące brakiem tlenu w tkankach, których to dotyczy. Z jednej strony, zmiany te mogą wystąpić w wyniku normalnego procesu starzenia się, który może prowadzić do osadzania się osadów w naczyniach krwionośnych i związanego z tym utwardzania ścian naczyń krwionośnych. Ale również skurcze naczyń, obrzęk ścian naczyń i skrzepy mogą przyczyniać się do zwężenia naczyń lub zgryzu i są wskazywane jako możliwe przyczyny. [20) ] Skurcze naczyniowe mogą wystąpić nagle i, podobnie jak bóle głowy, można je przypisać wpływom psychologicznym. [21)] Zauważalne jest jednak, że choroby te występują coraz częściej również u osób młodych (zob. wykres 15), czyli poza normalnym procesem starzenia się. Fakt ten doprowadził do licznych badań naukowych na całym świecie. Najnowsze badania nad zawałem postrzegają zatem poprzednie idee jako jednostronne i niekompletne.

Zakłada ona, że rozpowszechnione martwice warstw wewnętrznych są możliwe w rozwoju zawałów, w których patogeneza stresu psychospołecznego odgrywa decydującą rolę. Struktura osobowości ma tu decydujące znaczenie. [22)] Kwestia ta zostanie omówiona bardziej szczegółowo w późniejszym terminie.

W ten sposób ryzyko wystąpienia chorób układu krążenia zwiększa się dzięki mechanizmom, które nie mają nic wspólnego z wiekiem, ale z zachowaniami sugerującymi czynniki emocjonalne. Na przykład, strach, napięcie, agresja, itp.

Jak już wyjaśniono w poprzednim rozdziale, skutkuje to uwolnieniem amin katecholowych i lipidów do krwi, wzrostem ciśnienia krwi i krzepnięcia oraz wzrostem metabolizmu mięśnia sercowego. [23)] Ten sam proces reakcji zachodzi w warunkach silnego stresu psychicznego. Szczególną rolę mogą odegrać czynniki stresogenne, które mogą mieć wpływ na rozwój wydarzeń. (patrz Tab. 24)

Te emocjonalne interakcje między jednostkami i społeczeństwem stają się ryzykownymi mechanizmami, jeśli są skuteczne w zwiększaniu siły napędowej. Pobudliwość emocjonalna jednostki jest uwarunkowana zarówno czynnikami genetycznymi, jak i całością doświadczeń życiowych jednostki. [24)]
Wykres 14 ma na celu zilustrowanie tych zależności, które zgodnie z obecnym stanem wiedzy zwiększają ryzyko wystąpienia chorób układu krążenia. Poszczególne czynniki zostały omówione w następnym rozdziale.

Interesujące jest to, że niektóre z "klasycznych" częstotliwości radiowych pojawiają się kilka razy. Jednak schemat wyraźnie pokazuje również, w jaki sposób reakcje stresowe (reakcja współczulna zachodząca w organizmie) i zachowania związane z ryzykiem są skuteczne razem.

Wykres 14: Połączenia psychosomatyczne w chorobach układu krążenia [25)]

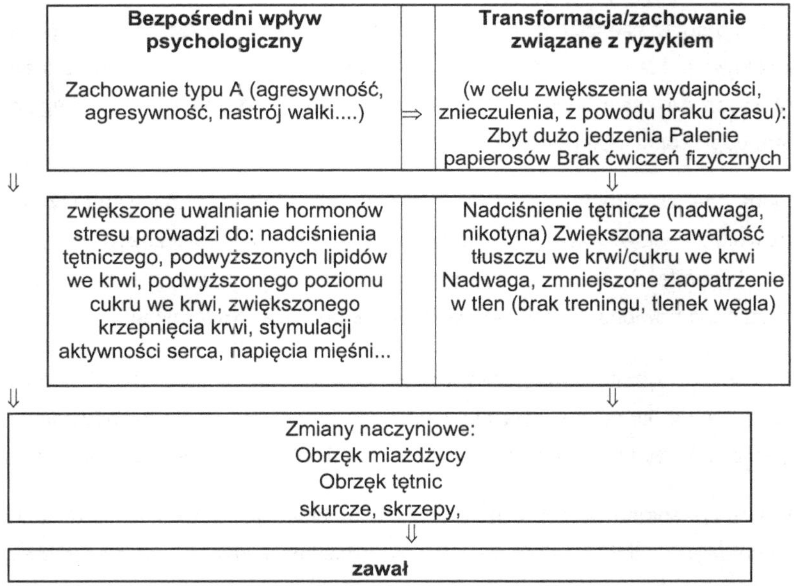


4.3.2.2.2 Czynniki społeczne i psychospołeczne wpływające na sytuację społeczną i psychospołeczną

Wzrost zachorowań sercowo-naczyniowych u obu płci jest z pewnością nie tylko związany z fizykochemiczną RF (rozdział IV/2), która została już szczegółowo opisana, ale także musi być postrzegany w powiązaniu z taką etiologią i strukturą osobowości. Wzrost ten można przypisać nasilającemu się procesowi urbanizacji, procesowi uprzemysłowienia, gęstości zaludnienia i zabudowy mieszkaniowej, strukturze miejskiej, mobilności geograficznej i społecznej, doświadczeniom związanym ze stratami itp. Na przykład, Blohmke wskazuje na badanie wykazujące, że istnieje stosunek liczby zachorowań na serce w stosunku 1:3 pomiędzy populacjami miejskimi i wiejskimi. [26)] Spośród klientów objętych badaniem 63% pacjentów miało problemy z sercem i problemy z krążeniem. 46% z nich jest poważnie chorych, tzn. pacjenci ci mają stałe upośledzenie zdrowia z powodu tej choroby.
W przeciwieństwie do wcześniejszej opinii, która zakładała, że to właśnie hormony żeńskie są odpowiedzialne za to, że kobiety są znacznie mniej narażone na zawał niż mężczyźni, teraz wiemy, że różne poziomy hormonów płci nie mają takiego znaczenia. Co ważniejsze, kobiety na ogół nie były narażone na stres psychiczny, tak jak mężczyźni. Hipotezę tę potwierdza fakt, że badanie to wykazało odsetek 54% mężczyzn i 68% kobiet. (Chciałbym jeszcze raz podkreślić, że są to nie tylko pacjenci z zawałem serca, ale także pacjenci z chorobami układu krążenia w ogóle).

Jak pokazuje tabela 20, odsetek gospodyń domowych znajduje się w górnej trzeciej części. Nie można było znaleźć jasnego wytłumaczenia tego faktu. Ale może jest to związane z funkcjonalną zmianą rodziny.

Graphik 15: Die Häufigkeit der Herz-Kreislauferkrankungen in den einzelnen Altersklassen

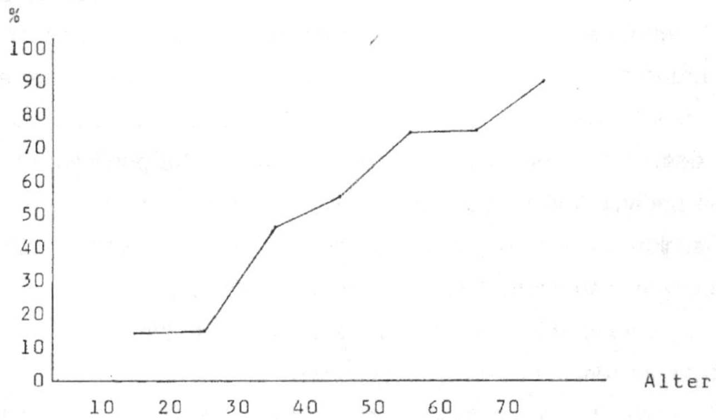


Presja instytucjonalna i społeczna, a także dążenie do osiągnięcia zamierzonych celów a niepewność wzrosła. Zgodnie z oczekiwaniami, krzywa rośnie gwałtownie wraz z wiekiem. Uderza jednak nierównomierny rozwój i już znaczna część chorób sercowo-naczyniowych wśród 30-40-latków. Jak to się może zdarzyć, zostało to już szczegółowo opisane w poprzedniej sekcji. Porównanie z krzywą wiekową dla skarg wegetatywnych (patrz wykres 13) pozwala również na wyciągnięcie następujących wniosków:

Zaburzenia funkcjonalne występują bardzo wcześnie i występują w dużych ilościach. Oznacza to, że zaburzenia te nie tylko ujawniają się w podeszłym wieku i prowadzą do choroby wykrywalnej organicznie. (patrz sekcja

2) Kształt schodów tej krzywej wskazuje jednak również na szczególnie zagrożone etapy życia. Jest to "skok" w 30-40-letnich, 50-60-letnich i 70-80-letnich.

Tabela 20: Rozkład częstości występowania chorób układu krążenia według grup zawodowych (N=400)

| | |
|---|---|
| Pracownicy niewykwalifikowani, kelnerzy, dozorcy, robotnicy rolni, w przeciwnym razie. zawody usługowe | 69% |
| Sprzedawca, pracownik wykwalifikowany, kierowca ciężarówki, fryzjer, urzędnik służby cywilnej o prostej obsłudze. | 67% |
| brygadzista, urzędnik średniego szczebla, sekretarz, maszynista lokomotywy, pracownik wykwalifikowany, asystent techniczny | 66% |
| Właściciele sklepów detalicznych, wykwalifikowani pracownicy biurowi, wykwalifikowani pracownicy wykwalifikowani pracownicy wykwalifikowani. | 89% |
| Nauczyciel w szkole podstawowej, inżynier, kierownik średniego szczebla, urzędnik służby cywilnej w wyższej klasie służby cywilnej. | 76% |
| Pracownicy naukowi, właściciele i dyrektorzy zarządzający dużych przedsiębiorstw | 79% |
| uczeń, uczeń, student | 16% |
| gospodyni | 79% |

Jak pokazuje ta tabela i obliczona analiza regresji (tabela 24), wśród pacjentów z chorobami układu krążenia jest więcej pracowników, urzędników służby cywilnej oraz członków klas średnich i wyższych.

Z dużej liczby badań już przeprowadzonych na ten temat istnieją podobne wskazania. Choroby serca były również rzadziej wykrywane w zawodach z ciężką pracą fizyczną niż w zawodach z przewagą aktywności umysłowej. [27)] Wyniki własne również pokazały ten związek!
Jednak założenie, że zwiększona odpowiedzialność i stres w miejscu pracy prowadzą do wzrostu zachorowalności, nie mogło zostać potwierdzone w tym badaniu. Nie odnotowano procentowego wzrostu liczby przypadków wśród pacjentów z wysokim stresem zawodowym i odpowiedzialnością, ani też nie wykazano dodatniego współczynnika regresji. (patrz tabela 24). W literaturze wspomina się również o badaniach w tym zakresie.

Na przykład pracownicy Bell-Telefon-Company nie mogli znaleźć związku pomiędzy wysokim stopniem odpowiedzialności zawodowej a zwiększoną częstotliwością zawału serca. Przyjmuje się zatem, że ryzyko psychospołeczne i struktura osobowości są coraz bardziej współodpowiedzialne.

Wielu autorów zajmowało się również kwestią związku między niezadowoleniem z pracy a zawałem u pacjentów. Są one niezależne od klas społecznych. Hochrein i Schleicher podkreślają29[), że] brak samorealizacji zawodowej, poczucie łatwej substytucyjności itp. Zwiększa to jednak wymagania materialne i zwiększa niezadowolenie społeczne.

Podczas gdy nie ma prawie żadnych różnic w warunkach mieszkaniowych dla skarg wegetatywnych, choroby układu krążenia zwiększają się wraz z wielkością domu. (patrz tabela 21) To z kolei sugeruje, że pacjenci z klasy średniej i wyższej są bardziej narażeni na ryzyko związane z ich specyficznym stylem życia i nawykami żywieniowymi.

Tabela 21: Rozkład częstości występowania chorób układu krążenia według warunków mieszkaniowych (N=400)

| | |
|---|---|
| Bardzo ciasno w przestrzeni kosmicznej. | 37% |
| Ograniczona przestrzeń | 54% |
| po prostu wystarczająco duży. | 64% |
| każdy członek ma miejsce na wycofanie się z klubu. | 72% |

Założono również, że różne naciski będą miały wpływ na różne osoby w zależności od rodzaju rodziny. Jednakże, nie znaleziono żadnej korelacji. Rozkład częstotliwości (tabela 22) również pokazuje jedynie niewielkie różnice. Jednak pacjenci samotni i małżonkowie bezdzietni stanowią wyższy odsetek. Tendencję tę można również zaobserwować w ustaleniach dotyczących liczby dzieci i chorób układu krążenia. 80 % pacjentów bez dzieci w porównaniu z 71 % pacjentów z jednym lub większą liczbą dzieci cierpi na te objawy. Oczywiście, nie pozwala to jeszcze na składanie jakichkolwiek oświadczeń, ale może być kolejną wskazówką, że osoby bardziej upośledzone fizycznie lub psychicznie - jak ma to miejsce w rodzinach z dziećmi - są bardziej odporne na serce i krążenie.

Tabela 22: Rozkład częstości występowania chorób układu krążenia według typu rodziny (N=400)

| | |
|---|---|
| Para z 1 dzieckiem | 70% |
| Para z dwójką dzieci | 71% |
| Para z trójką dzieci | 72% |
| Para z czwórką lub więcej dzieci | 70% |
| para bez dziecka | 81% |
| Pojedynczy bez krewnych (liczba zbyt mała) | |
| Pojedynczy z krewnymi | 84% |
| 1 rodzic z 1 dzieckiem | 63% |

Jak dotąd nie ma dostępnych wyników, które wskazywałyby na stosunek maksymalnego zużycia tlenu lub innych pomiarów "sprawności fizycznej" do częstości występowania chorób układu krążenia. Różni badacze założyli tylko, że mężczyźni w zawody bardziej wymagające pod względem fizycznym są bardziej odpowiednie niż te, w których dominuje praca siedząca. [30)]
Wciąż stosunkowo nowym zjawiskiem jest fakt, że stres psychologiczny może być również czynnikiem ryzyka wystąpienia niektórych chorób, w tym zawałów serca· Badacze stresu podkreślają, że wiele znanych i opisanych czynników ryzyka, takich jak nadwaga, brak ruchu, leki uzależniające, stale wysokie ciśnienie krwi itp. staje się decydującymi czynnikami ryzyka tylko w połączeniu z sytuacjami stresowymi. [31)] (patrz tabela 24)

Dochodzenie rozpoczęło się w Ameryce. Rosenman i Friedman weszli do literatury poprzez swoje obszerne badania, z których niektóre trwały lata. Autorzy ci różnicowali swoje tematy w zależności od typowych wzorców zachowań. [32)]
Opisują one typ zachowania A i typ zachowania B. Typ A okazał się znacznie bardziej podatny na zawał niż typ B. W oparciu o wyniki testów, typ A miał dwa razy więcej zawałów i te zawały były znacznie bardziej śmiertelne.

Typ A charakteryzuje się jako typ, który żyje "stale w agitacji", nigdy nie ma czasu, nie może odpoczywać i wylegiwać się. Pokazuje stałą, mniej lub bardziej wyraźną postawę bojową. Musi stale mierzyć swoje umiejętności, pokonać innych.

Ten czysty typ A będzie oczywiście rzadko spotykany. Jednak przy obecności pewnych cech charakterystycznych istnieje już większa gotowość na chorobę niż w przypadku typu B. Jest to określane jako ostrożne, pozbawione ciągłego zgiełku i chęci do walki. Nie należy się mylić z tym, który z natury ma wysokie tempo osobiste bez pośpiechu. Jedynym decydującym czynnikiem jest prędkość, przy której zachodzi reakcja naprężeniowa.

Jest wystarczająco dużo ludzi, którzy nie okazują agitacji i niecierpliwości na zewnątrz z różnych powodów.

Friedman i Rosenman znaleźli w "swoich" typach A nie tylko zwiększone ataki serca, ale także zwiększone wartości tłuszczu we krwi, zwiększona zdolność krzepnięcia krwi i wzrost hormonów stresu. Można przypuszczać, że istnieje związek między czynnikiem ryzyka - stresem psychologicznym, osobowością i zachowaniem a chorobami układu krążenia.

Dlatego też pacjenci z chorobą wieńcową w medycynie zaawansowanej są informowani o metodach zmiany zachowań i reorientacji postaw. [33)] Jednak ta praca nie będzie bardziej szczegółowo omawiana w tym zakresie. Ustalenia, które obejmują osobowość i zachowanie w ewentualnej genezie choroby wykraczają poza zakres niniejszego badania i nie mogły zostać zweryfikowane na podstawie dostępnych danych.

Oprócz omówionych dotychczas klasycznych i społecznych czynników ryzyka możliwe było również wykazanie wpływu silnej presji psychologicznej za pomocą wskaźników "problemy w rodzinie" i "czynniki stresujące". Wystąpiła wyraźna korelacja z chorobami układu krążenia. (patrz tabela 24). Pacjenci z kluczowymi problemami cierpią na te choroby częściej niż pacjenci bez większych problemów (66% : 39%).

4.3.2.3 Czynniki wpływające na konstytucję

W przeciwieństwie do do dolegliwości wegetatywnych, które nie były związane z kształtem ciała, ale korelowały dodatnio z temperamentem cholerycznym i melancholicznym (tab. 17), nie stwierdzono wyraźnych zależności w chorobach układu krążenia. Jak pokazuje poniższa tabela, stwierdzono znaczne różnice procentowe.

Tabela 23: Rozkład częstości występowania chorób układu krążenia według przyzwyczajeń i temperamentu (N=400). (Wprowadzono tylko te typy, które pojawiają się najczęściej lub rzadziej.

| | |
|---|---|
| Typ piknikowo-cholerancyjny: | 93% |
| Pycnical hybrid melancholic type: | 84% |
| Pycnical Sanguine type: | 81% |
| Pikniczno-melancholijny typ: | 79% |
| Leptosome-sanguine type: | 59% |
| Leptosomalny sportowy typ flegmatyczny: | 36% |

Wśród badanych pacjentów, pikniki o różnych temperamentach były najczęstsze wśród pacjentów z chorobami układu krążenia. Jedynym wyjątkiem byli bardzo flegmatyczni pacjenci.

Objawy te występowały rzadziej w typie leptosomowo-sanatletycznym z flegmatycznym lub sanguine temperamentem.

Raz jeszcze chciałbym zwrócić uwagę, że ważność typologii może być określona jedynie na podstawie kryteriów zewnętrznych i podlega aspektom subiektywnym.

Związek chorób układu krążenia z innymi grupami chorób:

Współzależność ta wytworzyła następujące współczynniki:

| | | |
|---|---|---|
| **choroby układu krążenia** | - Zakłócenia w układzie żylnym | .21 |
| | - Choroby układu mięśniowo-szkieletowego | .19 |
| | - Chroniczne cierpienie | .18 |
| | - Oczy i organy zmysłów | .13 |
| | - Inne choroby metaboliczne | .13 |

Te powiązania są częściowo wyjaśniane medycznie.

Korelacja z chorobami układu mięśniowo-szkieletowego może być z kolei postrzegana jako wskazówka, że brak ruchu zwiększa prawdopodobieństwo wystąpienia chorób układu krążenia.

| Tabela 24: Analiza regresji w przypadku chorób układu krążenia | |
|---|---|
| | |
| niezależna zmienna | Część. współczynnik korelacji |
| | oroby układu krążenia |
| płeć | |
| Stan cywilny: Married/ Single/ Verw./gesch. | 0,12 |
| Zawód: pracownik/pracownik | -0,14 |
| obciążenia pracą | |
| Metoda pracy: głównie praca fizyczna/przede wszystkim praca umysłowa. | -0,12 |
| typ rodziny | |
| Czynniki stresowe budzące niepokój | 0,26 |
| Funkcjonalny RF (zmienna odwrotna) | -0,3 |
| Indywidualna RF (zmienna odwrotna) | -0,1 |

Wyliczona analiza doprowadziła do znanych już korelacji, które zostały zinterpretowane w poszczególnych sekcjach.

Ponownie, wynik wykazał istotny wpływ funkcjonalnego RF (wysokie ciśnienie krwi, podwyższony poziom tłuszczu, podwyższony poziom cukru we krwi, znaczna otyłość). Współczynnik poszczególnych RF (palenie tytoniu, alkohol) jest zdecydowanie słabszy. (patrz rozdział 4.2)

Im wyższa jest wartość RF, tym większe jest ryzyko rozwoju choroby sercowo-naczyniowej u danej osoby. Jeśli spożywa się 20 papierosów dziennie, ryzyko zawału serca jest trzy razy większe niż u niepalących. Niebezpieczeństwo dla pacjentów z nadciśnieniem palenia tytoniu prawie się podwaja.

W austriackim czasopiśmie medycznym opisano badanie, w którym przebadano 464 pacjentów pod kątem ich nawyków żywieniowych i ryzyka zawału serca. [34) Zostało to przeprowadzone przez Centrum Medyczne w Oakland w Kalifornii. Umiarkowane osoby spożywające napoje wykazywały istotnie niższą częstość zawału przy takim samym rozkładzie RF w porównaniu z grupą kontrolną. Jedynie w przypadkach poważnego nadużywania alkoholu odsetek osób, które częstotliwość występowania ryzyka.

W takich badaniach, które dotyczą tylko jednej choroby, nie wspomina się o tym, że chociaż ryzyko wystąpienia tej konkretnej choroby maleje, gdy weźmie się pod uwagę pewien czynnik, inne objawy pojawiają się częściej w rezultacie. Na przykład, zgodnie z raportami z USA, "fala joggingowa" obniżyłaby częstość zawału serca, ale zwiększyła liczbę chorób stawów. Innym przykładem, jak opisano powyżej, jest umiarkowane spożycie alkoholu. Z drugiej strony, ma to negatywny wpływ na choroby wątroby i żółci.

Podsumowanie:

W zależności od częstości występowania chorób układu krążenia są drugą najczęstszą przyczyną dolegliwości wegetatywnych. 2/3 tych pacjentów jest trwale upośledzonych zdrowotnie. Istniało kilka interesujących korelacji, z których część pokrywała się z już znanymi ustaleniami. Jak wysoki współczynnik z klasycznym RF (nadciśnienie tętnicze, otyłość, nikotyna itp.)

Niektóre wskazówki zostały opracowane dla każdej warstwy. Niektóre z tych korelacji są słabo zaznaczone, ale wszystkie są statystycznie istotne. W ten sposób wykazano pozytywny związek z grupą pracowników z przewagą pracy umysłowej i siedzącej. Jednakże hipoteza, że członkowie klas średnich i wyższych są bardziej podatni na te choroby ze względu na zwiększoną odpowiedzialność i obciążenie w swoim zawodzie, nie została potwierdzona. Sugeruje to, że ważną rolę odgrywa również styl życia w ogóle.

Jak można się było spodziewać po korelacji ze znaczną nadwagą, osoby typu mieszanego piknicowego są często spotykane wśród pacjentów z chorobami układu krążenia. Najnowsze wyniki badań zakładają, że stres psychospołeczny ma duży wpływ na genezę choroby. W naszym własnym badaniu, wysoka korelacja z czynnikami stresogennymi wskazuje, że wzmożone sytuacje stresowe mogą wywołać procesy reakcji. Siła tej reakcji zależy od znaczenia, jakie ten stresor ma dla jednostki. Struktura osobowości ma tu decydujące znaczenie.

### 4.3.3.3 Choroby przewodu pokarmowego

Podobnie jak w poprzednim rozdziale, analizowana jest tu również grupa chorobowa jako całość. Przyczynił się do tego fakt, że z jednej strony wrzody żołądka i dwunastnicy zostały dobrze zbadane pod względem medyczno-socjologicznym, a z drugiej strony prawie żadne istotne ustalenia nie są dostępne w przypadku innych chorób żołądka. Z drugiej strony, specyfikacja wykorzystanych danych dawałaby mało użyteczne wyniki, ponieważ liczba indywidualnych przypadków była zbyt mała.

#### 4.3.3.1 Wymagania teoretyczne

W tej grupie chorób żołądka i jelit rozważano wszystkie przypadki dolegliwości żołądkowych, takich jak zapalenie żołądka, choroby zapalne różnych segmentów jelit, wrzody żołądka i dwunastnicy aż do raka żołądka. Ale także przewlekłe zaparcia i choroby odbytu. Jednak wszystkie infekcje jelitowe z wymiotami i biegunką zostały włączone do grupy "infekcji banalnych". Już 20 lat temu podejmowano próby potwierdzenia hipotezy, że wrzody występują częściej, gdy istnieją predyspozycje fizjologiczne. Jest to uzależnione od wrodzonej hipersekrecji i staje się skuteczne, gdy zachodzi pewna sytuacja społeczno-psychologiczna z jej fizjologicznymi reakcjami. [35)] Wielu autorów zbadało ten aspekt. Zbadano i znaleziono związki z fazą dzieciństwa w jamie ustnej. Utrata bezpieczeństwa36[)], ambicje i sytuacje konfliktowe były coraz częściej obecne u pacjentów z owrzodzeniami. W przeciwieństwie do tego, istnieją ustalenia, które nie wykazują żadnych powiązań psychicznych u pacjentów z owrzodzeniami. [37)]

Jak może rozwinąć się m.in. wrzód? Chciałbym krótko wyjaśnić ten proces, aby pokazać, że zastosowany model stresu (zob. rozdziały 2 i 3.1) może stanowić wyjaśnienie dla takich chorób.

Soki trawienne żołądka lub jelita przechodzą przez uszkodzenie błony śluzowej i wytrawianie tkanki mięśniowej. Tkanka ta, która nie jest już chroniona, ulega zapaleniu w wyniku działania kwasu. [38)] Dziś wiemy, że uszkodzenie błony śluzowej jest spowodowane nie tylko nadmiernie gorącym lub pikantnym jedzeniem, lekarstwami lub alkoholem, ale przede wszystkim błędnym ukierunkowaniem wegetatywnym. Na przykład, skargi mogą wynikać z nadmiernego lub niedostatecznego funkcjonowania układu pokarmowego, jeśli jest on zakłócony przez reakcje sympatyczne. Rodzaj wstrząsu (patrz rozdział 2.2) ma tendencję do przepełnienia całego układu pokarmowego. Mięśnie jelita [i] żołądka stają się ciasne i wytwarzają zbyt dużo kwasu. Żywność nie może być transportowana normalnie.

Jest albo biegunka albo zaparcie. Z drugiej strony, typ walki lub lotu ma tendencję do niedoczynności układu pokarmowego. Może dojść do zmniejszenia produkcji śliny (suchość w jamie ustnej) lub skurcze przełyku (gruda w gardle). Produkuje się zbyt mało kwasu żołądkowego. Jedzenie pozostaje zbyt długo w żołądku, jest to postrzegane jako nieprzyjemne uczucie pełni. Ale również jelito nie działa już wystarczająco dobrze. Zaparcia często się zdarzają. [39)]

Założenie, że te reakcje wegetatywne, jeśli utrzymują się przez dłuższy czas, są prekursorami wrzodów żołądka lub zmian zapalnych w jelicie, nie mogło być wystarczająco potwierdzone wynikami tego rozdziału.

4.3.3.2 Czynniki społeczne i psychospołeczne wpływające na sytuację społeczną i psychospołeczną

Złożoność problemu i jego analiza utrudniają rozróżnienie zmiennych somatycznych i psychospołecznych wpływających na chorobę, by dostrzec różnicę. Chociaż w szczególności przyczyny psychospołeczne są dzisiaj dyskutowane i mówi się ogólnie o "nerwowych" wrzodach żołądka i dwunastnicy, w naszym własnym badaniu nie można znaleźć żadnych korelacji w tym zakresie. Jest to tym bardziej zaskakujące, że współzależność z innymi chorobami wykazała silną pozytywną korelację "Kompleks skarg wegetatywnych: choroby żołądka i jelit o współczynniku 0,26". Nie znaleziono jeszcze żadnego wytłumaczenia.

Obliczone rozkłady częstotliwości w dużej mierze odpowiadają dostępnym wynikom.

Graphik 16: Die Häufigkeit der Magen- und Darmerkrankungen in den verschiedenen Altersklassen

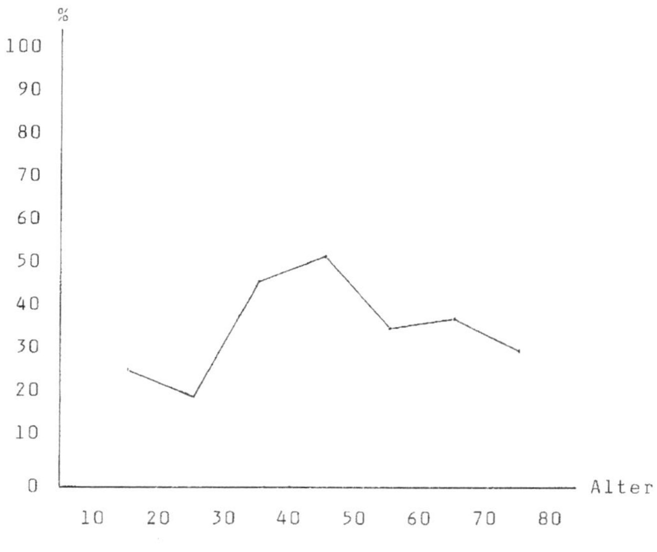

35 % pacjentów cierpiało na choroby żołądka lub jelit. Nie było różnic dotyczących płci (34% mężczyzn:36% kobiet). Podobnie, literatura stwierdza, że Dolegliwości żołądka i jelit są na ogół wymieniane równie często u mężczyzn i kobiet, natomiast wrzody i zapalenie żołądka występują znacznie częściej u mężczyzn niż u kobiet. [40)]
Krzywa wieku jest dość nieregularna. Podnosi się stromo między 30 a 40 lat, osiąga swój szczyt między 40 a 50 i ponownie spada.

Jest to oczywiście jedna z tych grup chorób, które nie zwiększają się z powodu naturalnego procesu starzenia się, ale raczej zmniejszają się wraz z wiekiem. Być może przyczyną spadku liczby przypadków jest to, że wrzód dwunastnicy występuje częściej aż do 40 roku życia według odpowiednich ustaleń, następnie zmniejsza się i wrzody żołądka stają się bardziej widoczne, które jednak występują rzadziej.

Ponieważ nie udało się znaleźć satysfakcjonującego wyjaśnienia dla tego rezultatu, dalej badano kurs związany z wiekiem w zależności od płci. Tutaj, w rzeczywistości, wykazano różnicę, która pozwala na interpretację. (zob. wykres 17). W przypadku mężczyzn, choroba może być związana z dążeniem do sukcesu zawodowego, ustanowieniem kariery i "budową rodziny". Między 40 a 50 rokiem życia ten "proces" jest na ogół zakończony. Choroby żołądka i jelit gwałtownie się zmniejszają. Następnie następuje faza przejścia na emeryturę, z którą należy się uporać psychologicznie. Z drugiej strony, w przypadku kobiet, nastąpił wzrost do 40 roku życia. Jest to czas dorastających dzieci, w którym stres jest szczególnie duży. Nieznaczne i ciągłe opadanie prowadzi jednak do założenia, że dla kobiety rodzina jest wymogiem bardziej wyrównanym i że stres związany z przejściem na emeryturę zostaje wyeliminowany.

Graphik 17: Altersmäßiger Verlauf bei Magen- und Darmerkrankungen nach dem Geschlecht

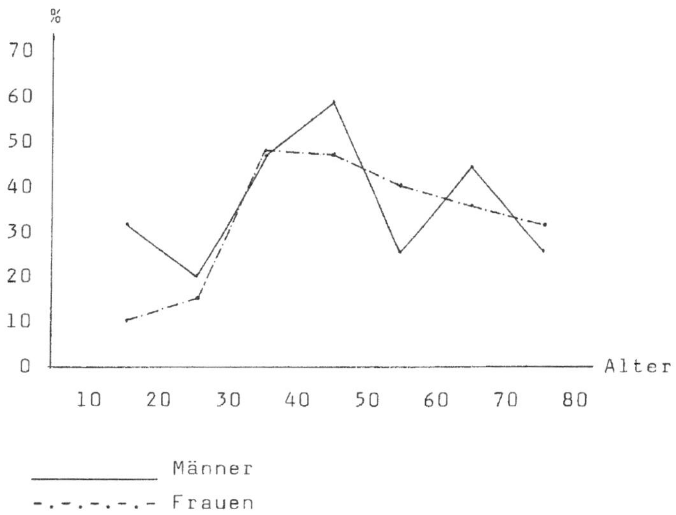


Tabela 25: Rozkład częstotliwości występowania chorób przewodu pokarmowego według grup zawodowych (N=224)

| | |
|---|---|
| Pracownicy niewykwalifikowani, kelnerzy, dozorcy, robotnicy rolni, w przeciwnym razie. zawody usługowe | 34% |
| Sprzedawca, pracownik wykwalifikowany, kierowca ciężarówki, fryzjer, urzędnik służby cywilnej prosta obsługa | 39% |
| brygadzista, urzędnik państwowy, sekretarz, maszynista lokomotywy, pracownik wykwalifikowany, asystent techniczny | 39% |
| Właściciele sklepów detalicznych, wykwalifikowani pracownicy biurowi, wykwalifikowani pracownicy wykwalifikowani pracownicy wykwalifikowani. | 33% |
| Nauczyciel w szkole podstawowej, inżynier, kierownik średniego szczebla, urzędnik służby cywilnej w wyższej klasie służby cywilnej. | 37% |
| Pracownicy naukowi, właściciele i dyrektorzy zarządzający dużych przedsiębiorstw | 33% |
| uczeń, uczeń, student | 28% |
| gospodyni | 38% |

Ani Tabela 25, ani analiza regresji nie wskazują na to, że można zidentyfikować różnice charakterystyczne dla poszczególnych warstw. Jedyną różnicą jest to, że wśród młodych ludzi, którzy, zgodnie z oczekiwaniami, mają niższą stopę życiową kłamstwo. W literaturze wspomina się, że wrzody występują częściej w niższych warstwach społecznych. Ale również tutaj istnieją sprzeczne obserwacje. Nie stwierdzono również istotnego wpływu różnych obciążeń pracą na choroby żołądka i jelit. Zauważalne jest tylko to, że pacjenci, którzy poza wykonywanym zawodem, wykonują również stałą linię boczną (w tym badania), są leczeni

61% rozkładu częstotliwości jest na górze. Ze względu na małą liczbę tych pacjentów (15) wynik ten jest jednak mało użyteczny. Procenty dla pozostałych grup wynoszą 35%. Analiza typu rodziny i liczby dzieci nie dała żadnych wyników.

Nie było zatem dowodów wskazujących na to, że osoba nieposiadająca wsparcia socjalnego (zob. sekcja 2) lub grupa, która zapewniła ochronę i uznanie, będzie miała więcej reakcji na stres wraz z ich konsekwencjami.

Badania wykazały, że istnieją grupy osób, które są podatne na wrzody żołądka: Pracownicy, którzy awansują po drabinie kariery, ale nie są akceptowani przez swoich przełożonych lub byłych kolegów. [41)] W okresie powojennym to właśnie uchodźcy stracili swoją społeczność. Jest to uzasadnione faktem, że stres psychospołeczny w organizmie powoduje nieprawidłowe funkcjonowanie żołądka i całego układu pokarmowego, co z kolei może prowadzić do zapalenia i wrzodów w dłuższym okresie czasu. Różne czynniki wpływające wzmacniają lub stymulują ten rozwój. Dziedziczna predyspozycja, np. predyspozycja do nadmiernego wytwarzania kwasu żołądkowego w połączeniu ze stresem. Również kawa, papierosy, tabletki stosowane w celu złagodzenia bezradności, osłabienia i depresji mogą uszkodzić błonę śluzową. (por. tabela 4) Podobnie jak wegetatywne doznania, osoby z dolegliwościami żołądka i jelit zbyt często zasięgają opinii lekarza.

53% przychodzi na operację zbyt często, 34% na swoje dolegliwości i 26% zbyt rzadkie. Istnieją różnice w zależności od płci. Ponownie, kobiety mają tendencję do oceny swoich skarg w tej sprawie. (58 : 36 %)

Związek między chorobami żołądkowo-jelitowymi a inne grupy chorób;

Współzależność przyniosła jeden pozytywny współczynnik: choroby żołądka i jelit - dolegliwości wegetatywne: .26 Ten kontekst pozwala nam wywnioskować, że często dolegliwości wegetatywne związane są z chorobami żołądka i jelit.

Podsumowanie:

Mimo, że u 1/3 tych pacjentów występowały choroby przewodu pokarmowego, nie występowały żadne korelacje z czynnikami socjologicznymi czy psychospołecznymi. Jest to tym bardziej zdumiewające, że są to właśnie te choroby, które określa się mianem klasycznych chorób psychosomatycznych. Jak dotąd nie znaleziono na to żadnego wytłumaczenia. Również od innych autorów, z wyjątkiem owrzodzeń, nie uzyskano zadowalających wyników. Pflanz sugeruje, że jest to być może heterogeniczna grupa w sensie medycznym, która zawiera różne obrazy kliniczne. [42)] Moim zdaniem wyraźny pozytywny związek z kompleksem skarg wegetatywnych może być wskazówką, że objawy są w przeważającej mierze psychosomatyczne.

### 4.3.4 Choroby wątroby i pęcherzyka żółciowego

Ta grupa chorób zostanie również zbadana w celu ustalenia, czy istnieje pozytywny związek między zastosowanym modelem stresu a tym kompleksem dolegliwości.

#### 4.3.4.1 Wymagania teoretyczne

Jak już szczegółowo wyjaśniono w poprzednich rozdziałach, w niektórych stresujących sytuacjach organizm często reaguje nieprawidłowo.
Między innymi, przewody żółciowe mogą mieć skurcze, a nagromadzenie się płynu galusowego może prowadzić do kolki. [43)]
Wątroba jest najważniejszym organem detoksykacji. Cała krew i limfa wychodząca z naczyń jelitowych przechodzi przez wątrobę.

W tej grupie rozważa się pacjentów z zapaleniem pęcherzyka żółciowego, powstawaniem kamieni żółciowych, ostrym zapaleniem wątroby, takim jak żółtaczka (głównie zakaźna), przewlekłe choroby wątroby, pierwotne nowotwory wątroby, a zwłaszcza przerzuty.

Niewiele dostępnych statystyk jest trudno porównywalnych, ponieważ dotyczy to albo tylko przypadków zapalenia wątroby, albo rzadziej chorób pęcherzyka żółciowego. Statystyki, które pokazują choroby wątroby i pęcherzyka żółciowego we wspólnym rozumieniu, opisują przede wszystkim wskaźniki umieralności pracowników i pracowników w zależności od płci. [44)]

4.3.4.2 Czynniki społeczne i psychospołeczne wpływające na sytuację społeczną i psychospołeczną

Problem polega na tym, że nie były to objawy indywidualne, ale grupa różnych stanów chorobowych. Może to częściowo wynikać z faktu, że znane już ustalenia mogły zostać potwierdzone, ale nie znaleziono prawie żadnych nowych korelacji.

Spośród badanych pacjentów 22% miało chorobę wątroby lub pęcherzyka żółciowego. Choroby te występują częściej u kobiet niż u mężczyzn. (25 %: 16 %), co jest szczególnie prawdopodobne w przypadku chorób pęcherzyka żółciowego. Hormonalnie kontrolowane procesy metaboliczne są za to odpowiedzialne, szczególnie w tworzeniu kamieni żółciowych. [45)] W tym kontekście postawiono również pytanie, czy istnieje związek między zajściem w ciążę, które miało miejsce, a taką chorobą. Jednakże, jak pokazuje tabela 26, nie było znaczących różnic.

Tabela 26: Rozkład częstości występowania chorób wątroby i pęcherzyka żółciowego w zależności od liczby dzieci (N=141)

| | |
|---|---|
| Pacjent z 1 dzieckiem | 23% |
| Pacjent z dwójką dzieci | 27% |
| Pacjent z trójką dzieci | 28% |
| Pacjent z 4 i więcej dziećmi. | 29% |
| Pacjent bez dziecka | 26% |

Graphik 18: Die Häufigkeit der Leber- und Gallenblasenerkrankungen in den verschiedenen Altersklassen

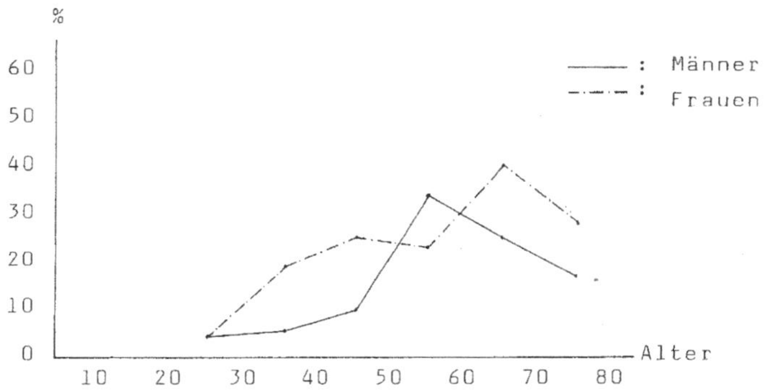


Krzywa wieku dla mężczyzn nie pozwala na wyciągnięcie wniosków etiologicznie na temat czynników opartych na szczególnym stresie zawodowym. Są to raczej relacje biologiczne, na które mają wpływ czynniki ryzyka, takie jak spożycie alkoholu, zwiększony poziom tłuszczu, wysokie ciśnienie krwi, nadwaga (patrz tabela 4) i zakaźne zapalenie wątroby.

Jednak krzywa dla kobiet wskazuje, że należy tu również uwzględnić kontrolowane hormonalnie procesy metaboliczne.

Osoby w wieku od 40 do 50 lat wykazują lekki spadek. Choroby te występują najczęściej wśród kobiet w wieku 60-70 lat.

Tabela 27: Rozkład częstości występowania chorób wątroby i pęcherzyka żółciowego według grup zawodowych (N=141)

| | |
|---|---|
| Pracownicy niewykwalifikowani, kelnerzy, dozorcy, robotnicy rolni, w przeciwnym razie. zawody usługowe | 20% |
| Sprzedawca, pracownik wykwalifikowany, kierowca ciężarówki, fryzjer, urzędnik służby cywilnej o prostej obsłudze. | 25% |
| brygadzista, urzędnik średniego szczebla, sekretarz, maszynista lokomotywy, pracownik wykwalifikowany, asystent techniczny | 22% |
| Właściciele sklepów detalicznych, wykwalifikowani pracownicy biurowi, wykwalifikowani pracownicy wykwalifikowani pracownicy wykwalifikowani. | 26% |
| Nauczyciel w szkole podstawowej, inżynier, kierownik średniego szczebla, urzędnik służby cywilnej w wyższej klasie służby cywilnej. | 24% |
| Pracownicy naukowi, właściciele i dyrektorzy zarządzający dużych przedsiębiorstw | 29% |
| uczeń, uczeń, student | 5% |
| gospodyni | 33% |

Różnice zawodowe nie są dostrzegalne. Wyższy odsetek gospodyń domowych jest związany z płcią i nie jest związany z pracami domowymi jako takimi. Chociaż dodatkowe obciążenia w rodzinie, takie jak opieka nad krewnymi czy poważne zdarzenia z dziećmi itp. Na pytanie, czy liczba ciąż może odgrywać jakąś rolę, nie udzielono odpowiedzi twierdzącej, jak pokazuje Tabela 26.

Omówiono już tezę, że różne czynniki stają się szczególnymi czynnikami ryzyka tylko w połączeniu z sytuacjami stresowymi. Związek ze szczególnymi obciążeniami w rodzinie dostarcza wskazówek w tym zakresie. Wyższy był również odsetek pacjentów z problemami rodzinnymi.

Nie było związku z czynnikami stresogennymi, takimi jak rozwód, śmierć partnera itp. (patrz Podejście do zdarzeń życiowych, sekcja 2.2).

Co ciekawe, dodatni współczynnik regresji dla osób bardzo aktywnych wynosi 0,12. Fakt ten wskazuje, że ciągle w ruchu "musi" być przyczyną tak samo stresujących sekwencji reakcji.

Związek chorób wątroby i pęcherzyka żółciowego z innymi grupami chorób:

| | |
|---|---|
| Współzależność ta wytworzyła następujące współczynniki: | |
| **Choroby wątroby i pęcherzyka żółciowego**<br>- Zakłócenia w układzie żylnym | .16 |
| - Choroby układu mięśniowo-szkieletowego | .13 |
| - Inne choroby metaboliczne | .11 |

Obliczona korelacja z chorobami metabolicznymi może być wyjaśniona medycznie, ponieważ wątroba jest zaangażowana we wszystkie procesy metaboliczne w organizmie.

Podsumowanie:

Kobiety dominują w tej grupie chorób. Prawdopodobnie odpowiedzialne za to są kontrolowane hormonalnie procesy metaboliczne.

Zastosowany model warunków skrajnych został potwierdzony jedynie w sugestywny sposób. Dodatkowe obciążenia rodzinne, takie jak stała opieka nad krewnymi, chorymi itp. mogą odegrać pewną rolę. Również szczególnie aktywne osoby, które ciągle mają potrzebę robienia czegoś, są bardziej podatne na choroby wątroby i pęcherzyka żółciowego. Nie było dalszych korelacji. Zarówno czynniki funkcjonalne, jak i indywidualne czynniki ryzyka stanowią zwiększone ryzyko.

## 4.3.5 Migrena

4.3.5.1 Wymagania teoretyczne

Należy dokonać rozróżnienia między bólem głowy spowodowanym napięciem a migreną. Około 90% wszystkich przewlekłych bólów głowy ma podłoże psychologiczne.

Największa ich część jest spowodowana tzw. bólami głowy spowodowanymi napięciem. Zostało to już uwzględnione w kompleksie skarg wegetatywnych. Jest to spowodowane nadmiernym napięciem w mięśniach szyi, skóry głowy i twarzy. [46)] Na bóle głowy związane ze stresem dodatkowo wpływają wszelkie zachowania, które wpływają na dopływ tlenu do skóry głowy. Nikotyna, ale także kawa zawężają naczynia. Produkty degradacji alkoholu utrudniają również transport tlenu.

Już w 1955 roku Schulte sformułował: "Każdy człowiek ma ból głowy" [47].

Autorzy ostatnich badań sugerują, że istnieje "osobowość bólu głowy" bardzo podobna do opisu typu A. [48]
Należy oczywiście zauważyć, że bóle głowy mogą być również uważane za przyczynę chorób organicznych. (np. nowotwory mózgu, podwyższone ciśnienie krwi, choroby oczu, zębów, uszu lub dróg oddechowych). Ta praca nie będzie wchodzić w to bardziej szczegółowo.

Migrena natomiast różni się od napięcia bólu głowy tym, że silny ból jest epizodyczny, zazwyczaj półboczny, często towarzyszą mu zaburzenia widzenia i nudności. Ból nie jest spowodowany napięciem mięśni, ale zdolnością naczyń krwionośnych. Żyły prowadzące do mózgu są rozszerzone przez zwiększony przepływ krwi. Tętnice uwalniają substancje chemiczne, które podrażniają zakończenia nerwowe i powodują ból. [49]
Naukowcy i praktycy zakładają, że wszystkie migreny składają się z wielu różnych objawów. [50] Jednak nauka nie jest jeszcze zgodna co do stopnia, w jakim stres psychologiczny wpływa na migrenę. Podobnie jak w przypadku innych chorób psychosomatycznych, nie można tu również zdefiniować wyraźnych przyczyn, lecz czynniki emocjonalne, są najwyraźniej w to zamieszani. Migreny często występują wtedy, gdy nie ma już sytuacji stresowych, tzn. w stanie relaksu. Dla wielu pacjentów z migreną objawy towarzyszące to niepokój, napięcie nerwowe lub złość. [51]
Autorzy wielokrotnie podkreślają, że w niektórych przypadkach pewna dieta może również wywołać napady z powodu jej specjalnego związku chemicznego. [52] Czynnik dziedziczny jest również uważany za istotny, ponieważ migrena bardzo często występuje często w rodzinie. [53] Można by jednak interpretować tę okoliczność w taki sposób, że w rodzinach, których to dotyczy, umiędzynarodowiono wzorce zachowań, które albo sprzyjają sytuacjom stresującym, albo nie można opracować odpowiednich mechanizmów adaptacyjnych.

4.3.5.2 Czynniki społeczne i psychospołeczne wpływające na sytuację społeczną i psychospołeczną

Jeśli chodzi o wpływ psychospołeczny, istnieją wystarczające założenia i założenia, ale nie ma porównywalnych wyników. Podobnie jak w przypadku innych chorób psychosomatycznych, jak dotąd nie określono wyraźnych przyczyn. Badania koncentrują się głównie na przebiegu i strukturze migreny. W przeciwnym razie informacje są zazwyczaj ograniczone do cech charakterystycznych dla wieku i płci.

Oprócz tych dobrze znanych aspektów, badanie własne przyniosło bardzo ciekawe wyniki.

Spośród 637 badanych pacjentów 18% przyszło na operację z migreną. Szczególnie często dotyczy to kobiet (24%:8%). Jak pokazuje poniższa tabela, ataki migreny zaczynają się już w okresie dojrzewania, rosną inaczej i maleją wraz z wiekiem. U kobiet zakłada się, że cykl menstruacyjny również odgrywa pewną rolę. Spadek liczby ataków migreny o 50 zbiegł się z początkiem menopauzy. Migrena jest niezbędna dla mężczyzn.

Rzadziej i czasami całkowicie znika w późniejszych latach życia.

Graphik 19: Häufigkeit der Migräne in den einzelnen Altersklassen

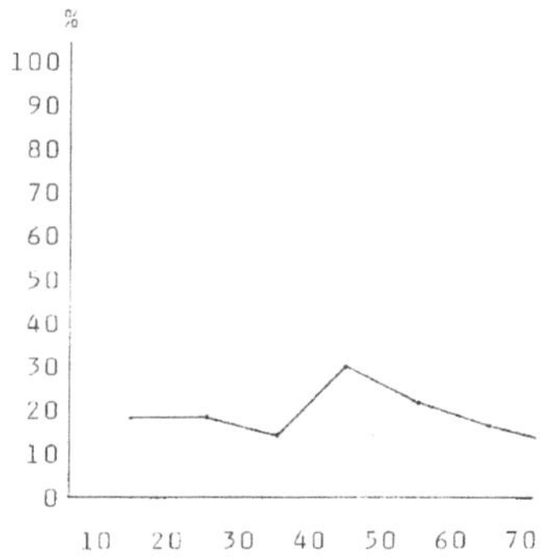


Graphik 20: Häufigkeit der Migräne nach den Geschlechtern

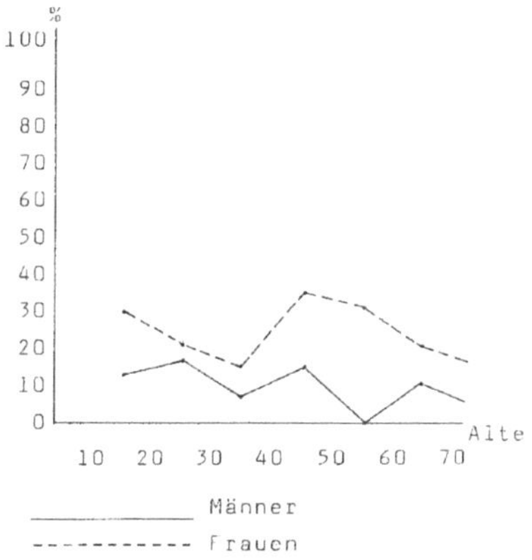

Ponieważ większość pacjentów z migreną to gospodynie domowe (patrz tabela 28), analiza poszczególnych grup zawodowych nie ma sensu.

Tabela 28: Rozkład częstotliwości migreny według zawodu (N=117)

| | |
|---|---|
| Praca | 10% |
| Bezrobotni (niedostatecznie reprezentowani) | |
| Emeryt/rencista, emeryt/rencista | 5% |
| Pracująca gospodyni domowa z rodziną | 36% |
| gospodyni | 28% |
| Studiowanie lub przechodzenie szkolenia szkolnego. | 19% |

Zgodnie z oczekiwaniami, kobiety są najbardziej reprezentowane. Interesujące jest to, że dodatkowe obciążenie pracującej gospodyni domowej w przypadku ataków migreny może być czynnikiem decydującym. Tabela 29 pokazuje również, że pacjenci z dodatkowym stresem najczęściej skarżą się na takie dolegliwości.

Nie można jednak mówić o bezpośrednim związku, ponieważ obliczona analiza nie wykazała w obu przypadkach istotnego dodatniego współczynnika.

Tabela 29: Rozkład częstotliwości według obciążenia pracą (N=117)

| | |
|---|---|
| Praca w nocy i w systemie zmianowym | 9% |
| akord | 17% |
| Silny stres zawodowy | 22% |
| Duża odpowiedzialność | 15% |
| Brak szczególnych naprężeń | 19% |
| Szkoła średnia lub studia | 21% |
| Zawód i dodatkowe obciążenia | 23% |

Dalsze analizy skupią się przede wszystkim na pacjentach płci żeńskiej najbardziej dotkniętych atakami migreny.

Aktywność zawodowa partnera została uwzględniona jako zmienna zmiany. Pokazało to, że istnieje pozytywna korelacja. Żony, których mężowie są zatrudnieni w kategorii IV grup zawodowych (właściciele sklepów detalicznych, wykwalifikowani pracownicy biurowi, wysoko wykwalifikowani pracownicy itp. W przypadku żon wykwalifikowanych pracowników, zwykłych pracowników, urzędników w średnim wieku korelacja jest ujemna (zob. tabela 31).

Nie udało się ustalić wyższego wskaźnika napadów przy wzroście liczby dzieci. Jednak kobiety bezdzietne są znacznie niższe. (14%:20%)

Założono ponadto, że jakość mieszkań może być czynnikiem obciążającym, zwłaszcza dla gospodyń domowych, które spędzają dużo czasu w domu. Niestety, ze względu na stosunkowo wysoką jakość życia w zlewni tego lekarza, nie było możliwe potwierdzenie odpowiednich korelacji w tym badaniu. Różnice w wielkości mieszkań były bardzo małe. Okolice apartamentu różniły się nieco bardziej. 20% pacjentów mieszkających na ruchliwej głównej drodze, skarżyli się na objawy migreny w porównaniu z 15% mieszkającymi w kraju. Nie można wyjaśnić, jak daleko idące są reakcje spowodowane zanieczyszczeniem hałasem, złym powietrzem itp. Wymagałoby to przeprowadzenia bardziej szczegółowego dochodzenia.

Aby odpowiedzieć na pytanie, jak bardzo migrena jest dotknięta stresem psychicznym, uzyskane wyniki mogą pomóc trochę.

Osoby cierpiące na migrenę mają średnio więcej problemów w swojej rodzinie (20%:9%). Należą do nich problemy finansowe, partnerstwo, problemy zawodowe, problemy szkolne z dziećmi itp. Nie można odpowiedzieć na pytanie, czy te trudności są spowodowane lub zachęcane przez pewne cechy osobowościowe, które osoby cierpiące na migrenę powinny posiadać. Wolff - jego praca jest uważana za wiodącą w tej dziedzinie - opisuje typ osoby cierpiącej na migrenę podobny do typu A (patrz typy A i B, sekcje chorób układu krążenia), ale istnieją różnice w stosunku do innych. Cierpiący na migrenę ma tendencję do tego, by oczekiwać od siebie zbyt wiele i poświęcać się dla innych. Zawsze próbuje powstrzymać swój gniew i urazę. [54)]
Nie ma istotnego związku pomiędzy problemami rodzinnymi a migreną, ale istnieje bezpośredni związek pomiędzy stresem psychologicznym poważnych zdarzeń życiowych, takich jak śmierć partnera, śmierć bliskiego krewnego, zmiana okoliczności życiowych, poważne zdarzenia z dziećmi, wcześniejsze

udary losu itp. (zob. tabela 31)

Pokazuje to, że intensywność obciążenia emocjonalnego może być decydująca, która jest różna w zależności od przypadku.

4.3.5.3 Czynniki wpływające na konstytucję

Konstytucyjne czynniki wpływające nie zostały znalezione w stopniu, w jakim można się spodziewać u pacjentów z migreną. Procent z nich, które wydają się być.

Przyzwyczajenie do bycia niezależnym, podczas gdy melancholijne temperamenty mają tendencję do migreny. Osoby flegmatyczne są rzadziej spotykane wśród osób cierpiących na migrenę. (patrz tabela 30)

Tabela 30: Rozkład częstotliwości ataków migreny według habitusa i temperamentu (N=117). (Tylko ci, którzy najczęściej lub rzadziej skarżyli się na ataki migreny.)

| | |
|---|---|
| Leptosomalny atletyczny typ sanguine: | 35% |
| Sportowo-melancholijny typ: | 33% |
| Leptosomalny atletyczny typ melancholijny: | 33% |
| Pikniczno-melancholijny typ: | 29% |
| Leptosome-melancholijny typ: | 28% |
| Pycnical hybrid melancholic type: | 26% |
| Leptosomalny sportowy typ flegmatyczny: | 7% |
| Pikniczno-flegmatyczny typ: | 7% |

Podobnie jak wegetatywne dolegliwości, pacjenci z migreną zbyt często pojawiają się u lekarza.

30 % osób zbyt często odwiedza lekarza w porównaniu z 19 % osób, które przychodzą do gabinetu lekarskiego dostosowanego do ich skarg. Oprócz tego, że niektórzy ludzie odczuwają ból w różnym stopniu, ludzie bardzo zaniepokojeni zawsze obawiają się poważnej i groźnej choroby. Istnieje również pozytywna korelacja pomiędzy "lękiem przed dolegliwościami a pacjentami cierpiącymi na migrenę". (zob. tabela 31).

Matryca korelacji, która pokazuje korelację poszczególnych chorób, dała następujące współczynniki:

| | | |
|---|---|---|
| migrena | - Skargi wegetatywne | .17 |
| migrena | - Skutki działania systemu płciowego | .12 |

Związek ze skargami wegetatywnymi wskazuje, że są to skargi psychosomatyczne.

Drugie połączenie jest już bardzo słabe i może być interpretowane jako oznaczające, że pacjenci z migreną czasami mają również afektacje ginekologiczne.

Poniższa tabela zawiera przegląd relacji z czynnikami społecznymi i psychospołecznymi.

Tabela 31: Współczynniki regresji dla migreny

| niezależna zmienna | część. współczynnik korelacji |
|---|---|
| Płeć: mężczyzna / kobieta | -0,2 |
| Działalność zawodowa partnera | -0,16 |
| Poważne wydarzenia życiowe | 0,15 |
| Lęk (dotyczący istniejących skarg) | 0,12 |

### 4.3.6 Choroby układu mięśniowo-szkieletowego

4.3.6.1 Wymagania teoretyczne

Ta grupa chorób dotyczy wszystkich procesów zapalnych i zwyrodnieniowych w kościach, mięśniach i więzadłach. Wskazane jest oddzielenie chorób zapalnych i zwyrodnieniowych, ponieważ pacjenci z chorobami zapalnymi lub zakaźnymi stawów byli w tej ogólnej praktyce zbyt rzadcy.

Były to głównie procesy degeneracyjne wynikające z nierównomiernego obciążenia i złej postawy.

Układ mięśniowo-szkieletowy człowieka jest codziennie narażony na znacznie większy stres niż inne narządy. Uszkodzenia postawy, na przykład, można już zauważyć u dzieci w wieku szkolnym, które muszą siedzieć cicho przez kilka godzin dziennie - często w niekorzystnej pozycji. Może to prowadzić do odpowiednich skarg w dorosłym życiu.

Prawie nie istnieje zawód, który nie stawia nadmiernych wymagań w zakresie wsparcia i układu mięśniowo-szkieletowego. Czy to pracownik na linii montażowej.

Praca biurowa, prowadzenie samochodu na godziny lub prace domowe. Ponadto, zamiast ćwiczeń kompensacyjnych, przed telewizorem może znajdować się dodatkowe miejsce do siedzenia w czasie wolnym.

Przyjmuje się, że ból pojawia się szczególnie wtedy, gdy dochodzi do przeciążenia fizycznego lub złej postawy i napięcia psychicznego w mięśniach. Przyczyną skurczów mięśni podtrzymujących jest rzekomo niedostateczne zaopatrzenie mięśni w tlen z powodu zaburzeń krążenia krwi. Ustalono, że stałe napięcie może uszkodzić tkankę. [55)] Jeżeli taka szkoda już wystąpiła, trudno jest oczywiście odróżnić pierwotne zaburzenie psychiczne od choroby organicznej. Czynniki społeczne i psychospołeczne wpływające na sytuację.

Badania na ten temat dotyczą prawie wyłącznie chorób zapalnych lub zakaźnych stawów i dlatego nie mogą być wykorzystywane jako porównywalne wyniki. Nadal nie są dostępne żadne wyniki, które pozwoliłyby wyciągnąć wnioski na temat czynników etiologicznych lub innych czynników związanych z chorobami zwyrodnieniowymi układu mięśniowo-szkieletowego. Dlatego też bardzo interesujące jest to, że badanie to pokazuje ustalenia, które w dużej mierze pokrywają się z aspektami teoretycznymi.

Wysoki odsetek pacjentów z takimi dolegliwościami (55 %) pokazuje, że jest to jedna z najczęstszych chorób naszych czasów. Jedynym pytaniem jest to, dlaczego w szczególności kobiety narzekają znacznie więcej na te skargi niż mężczyźni (64%:38%). Czy to głównie zawody kobiet, które wiążą się z jednostronnym obciążeniem fizycznym i niską postawą ciała? Podobnie jak kasjerzy, stenotypiści, szwaczki, pracownicy linii montażowych, gospodynie domowe itp. Czy też do czynników wpływających w szczególności na kobiety dodaje się cechy charakterystyczne dla płci? Takie jak specjalne wymagania stawiane aparatom pomocniczym w czasie ciąży lub niefizjologiczna moda na buty. Z pewnością nadal istnieją pewne przykłady by zadzwonić.

Graphik 21: Die Häufigkeit der Krankheiten des Bewegungs-apparates in den einzelnen Altersklassen

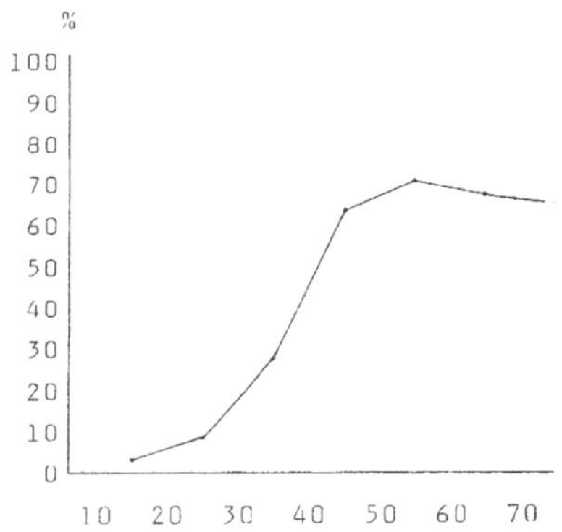


Graphik 22: Die Häufigkeit der Krankheiten des Bewegungs-apparates nach dem Geschlecht

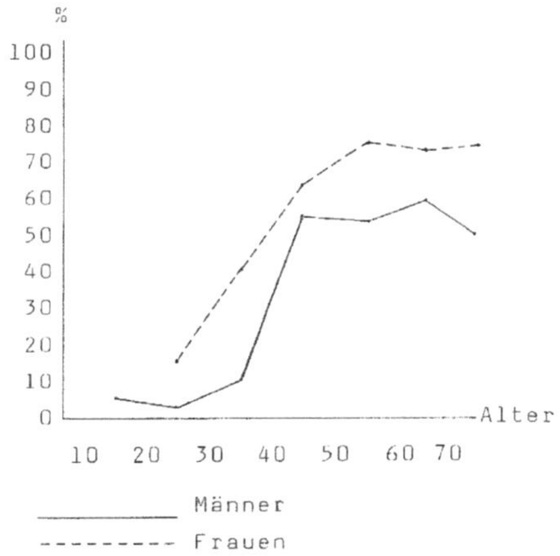


Krzywa wieku jest już bardzo stroma dla 30-40-latków. Nie może to być jednak tylko kwestia oznak starzenia się i konsumpcji, ale także napięcia i codziennego nierównomiernego obciążenia, które z pewnością prowadzą do lokalizacji lub przyspieszenia procesów degeneracyjnych. [56)]

Jak pokazuje wykres dla pacjentów płci męskiej, objawy początkowo wydają się być związane ze wzrostem, a następnie zmniejszają się po okresie dojrzewania. Po wejściu w życie zawodowe choroby te zaczynają narastać, a następnie - jak wspomniano powyżej - gwałtownie rosnąć. Dziewczyny natomiast rzadziej cierpią na dolegliwości stawów łonowych. Jednak osoby w wieku 20-30 lat już teraz znacznie częściej skarżą się na ból w układzie mięśniowo-szkieletowym, że oprócz czynników zawodowych i psychologicznych sensowne jest uwzględnienie czynników związanych z płcią. (czas ciąży, lata stresu spowodowanego przez dzieci, moda na buty itp.)

Niewielki spadek wieku podeszłego może wynikać z faktu, że stres fizyczny spowodowany pracą nie jest już konieczny.

Podobnie jak w przypadku innych grup chorobowych, mężczyźni w wieku od 50 do 60 lat doświadczają typowego spadku częstości występowania choroby, tylko po to, aby pojawiać się częściej. Rodzi to podejrzenie, że dla mężczyzn wchodzących na emeryturę może oznaczać szczególne obciążenie psychiczne.

4.3.6.2 Czynniki społeczne i psychospołeczne wpływające na sytuację społeczną i psychospołeczną

Czynniki zawodowe, które mogą prowadzić do choroby układu mięśniowo-szkieletowego, mogą obejmować przede wszystkim pracę fizyczną i związaną z nią nieprawidłową postawę. Tabela 32 pokazuje, że liczba przypadków zachorowań jest mniejsza w zawodach o małym wysiłku fizycznym. Również tutaj można zauważyć, że pracująca gospodyni domowa z dodatkowymi obciążeniami jest wyższa jako odsetek niż kobiety, które pracują same w gospodarstwie domowym. (patrz tabela 33)

Tabela 32: Rozkład częstości występowania chorób układu mięśniowo-szkieletowego według grup zawodowych (N=349)

| | |
|---|---|
| Pracownicy niewykwalifikowani, kelnerzy, opiekunowie, pracownicy budowlani, inne zawody usługowe | 77% |
| Sprzedawca, pracownik wykwalifikowany, kierowca ciężarówki, fryzjer, urzędnik państwowy prostej usługi | 69% |
| brygadzista, urzędnik państwowy, sekretarz, maszynista lokomotywy, pracownik wykwalifikowany, asystent techniczny | 70% |
| Właściciele sklepów detalicznych, wykwalifikowani pracownicy biurowi, wykwalifikowani pracownicy wykwalifikowani pracownicy wykwalifikowani. | 68% |
| Nauczyciel w szkole podstawowej, inżynier, kierownik, urzędnik państwowy wyższej grupy zaszeregowania w służbie cywilnej | 53% |
| Pracownicy naukowi, właściciele i dyrektorzy zarządzający dużych przedsiębiorstw | 54% |
| uczeń, uczeń, student | 5% |
| gospodyni | 69% |

Tabela 33: Rozkład częstotliwości występowania chorób układu mięśniowo-szkieletowego według aktywności zawodowej (N=349)

| | |
|---|---|
| Praca | 64% |
| Bezrobotni (niedostatecznie reprezentowani) | |
| Emeryt/rencista, emeryt/rencista | 56% |
| Pracująca gospodyni domowa z rodziną | 73% |
| gospodyni | 68% |

Istniały bardzo interesujące różnice w obciążeniu pracą i w skargach. (Tabela 34). Potwierdza to założenie, że szczególnie uciążliwa fizycznie praca jest jednym z decydujących czynników wpływających na zawód. (Tabela 37). Analiza regresji pokazuje zarówno związek z zawodami bardziej wymagającymi fizycznie, jak i z konkretnymi obciążeniami roboczymi. Czynniki psychospołeczne prawdopodobnie nasilą te skargi, jak pokazuje wysoki odsetek pracowników akordowych.

Tabela 34: Rozkład częstości występowania chorób układu mięśniowo-szkieletowego według obciążenia pracą (N=349)

| | |
|---|---|
| Praca w nocy i w systemie zmianowym | 70% |
| akord | 83% |
| Silne obciążenia profesjonalne/dodatkowe | 72% |
| Duża odpowiedzialność | 48% |
| Brak szczególnych naprężeń | 64% |
| Szkoła średnia lub studia | 6% |
| Zawód i dodatkowe obciążenia | 62% |

Gdyby najpierw założyć, że decydującą rolę odgrywa liczba ciąż, że kobiety częściej cierpią z powodu bólu lokomotywy i aparatu pomocniczego, wówczas nie znaleziono by na to potwierdzenia. Odsetek pacjentów z więcej niż 2 dziećmi jest nieco wyższy, ale nie było bezpośredniej korelacji.

Tabela 35: Rozkład częstości występowania chorób układu ruchowego według liczby dzieci (N=349)

| | |
|---|---|
| 1 dziecko | 63% |
| 2 dzieci | 63% |
| 3 dzieci | 72% |
| 4 i więcej dzieci | 71% |
| Nie ma dzieci | 64% |

4.3.6.3 Czynniki wpływające na konstytucję

Zła postawa często pojawia się w wyniku nadwagi. Połączenia i aparatura pomocnicza są szczególnie obciążone. Ryzyko szczególnej predyspozycji do niektórych chorób znacznie wzrasta wraz ze znaczną nadwagą. (zob. tabela 4) Powstaje pytanie, w jakim stopniu efekt jest czasami odwracany. Jeśli ktoś jest ograniczony w swoim ruchu, jego aktywność zostanie zahamowana i przybierze na wadze. Jednak różnice procentowe w typie i temperamentach sugerują, że konkretny skład sprzyja tym procesom degeneracyjnym. Istnieje słabe ogniwo pomiędzy ludźmi, którzy są szczególnie pasywni. (Tabela 37)

Tabela 36: Rozkład częstości występowania chorób układu mięśniowo-szkieletowego według habitusa i temperamentu (N=349). (Tylko te wpisane, które pojawiają się najczęściej lub najrzadziej)

| | |
|---|---|
| Pycnical mixed form flegmatic type: | 78% |
| Pikniczno-flegmatyczny typ: | 73% |
| Leptosomalny sportowy typ flegmatyczny: | 71% |
| Leptosome-sanguine type: | 39% |
| Leptosome-choleric type: | 46% |
| Leptosomalny atletyczny typ sanguine: | 47% |

W tym miejscu chciałbym zwrócić uwagę, że "fala joggingowa", która stała się modna, wyszkoliła serce i krążenie, ale szczególnie mocno obciążyła stawy. Bardzo często nie chodzi się po lesie czy łące, ale po asfalcie. Odpowiadający.

Jednakże, żadne ustalenia nie są dostępne tutaj.

Jak już wspomniano, dziś przyjmuje się, że przeciążenie fizyczne lub nieprawidłowa postawa powodują ból, zwłaszcza gdy dodane jest napięcie psychiczne mięśni. Jest to poparte przeprowadzoną analizą regresji, która dostarcza słabych korelacji dla takich wskaźników.

Nie jest niczym niezwykłym, że złe postawy są wyrazem stanu emocjonalnego. Z przygnębieniem, depresją, żalem itp. pozwala się "powiesić głowę", ze strachem napina się mięśnie. Z pewnością jest jeszcze kilka takich przykładów.

Tabela 37: Analiza regresji w odniesieniu do chorób układu mięśniowo-szkieletowego

| niezależna zmienna | część. współczynnik korelacji |
|---|---|
| | Choroby d. aparaty lokomotoryczne |
| Osoby ciężko pracujące fizycznie | 0,15 |
| gospodyni | 0,13 |
| Specjalne obciążenia pracą | 0,14 |
| liczba dzieci | |
| Problemy rodzinne | 0,11 |
| Czynniki stresowe budzące niepokój | 0,19 |

Związek między chorobami układu mięśniowo-szkieletowego a innymi dolegliwościami

Współzależność ta wytworzyła następujące współczynniki:

| | |
|---|---|
| **Choroby układu mięśniowo-szkieletowego**<br>- Choroby w układzie żylnym | .28 |
| - Choroby układu rozrodczego | .20 |
| - choroby układu krążenia | .19 |
| - znaczna nadwaga | .16 |
| - Choroby wątroby i pęcherzyka żółciowego | .13 |
| - konsekwencje wypadków | .13 |

Te połączenia mogą być wyjaśnione medycznie. W kolejności siła kontekstu może być dość interesująca. Podsumowanie:
Sekcja ta dotyczyła głównie procesów degeneracyjnych w obszarze układu mięśniowo-szkieletowego w wyniku przeciążenia i nieprawidłowej postawy.

Szczególnym zainteresowaniem cieszyło się ustalenie, czy wpływy fizyczne lub zaburzenia psychiczne odgrywają istotną rolę w ich rozwoju.

Wyniki prowadzą obecnie do wniosku, że ciężka praca fizyczna i ogólna zła postawa są prawdopodobnie jednymi z czynników wpływających na choroby układu mięśniowo-szkieletowego. Czynniki psychospołeczne mogą pogorszyć, zlokalizować lub wywołać te dolegliwości, ale nie mogą powiedzieć nic o przyczynie.

### 4.3.7 Choroby narządów oddechowych

4.3.7.1 Wymagania teoretyczne

Ta grupa chorób obejmuje wszystkie choroby zapalne w okolicy nosa, gardła i płuc. Do grupy "zakażeń banalnych" zaliczono ostre zapalenia, głównie grypopodobne.

Są to przede wszystkim przewlekłe choroby zatok, gardła i płuc. Podpozycja ta obejmuje również raka płuc, który był stosunkowo rzadki w tej populacji pacjentów.

Wiemy całkiem dobrze o procesach, ale badania nie są jeszcze w stanie wystarczająco potwierdzić, w jakim stopniu, na przykład, palenie papierosów, zanieczyszczone powietrze i inne czynniki są możliwe przyczyny. Głównym celem tego badania jest próba określenia, czy i w jakim stopniu czynniki socjologiczne mają wpływ na częstotliwość występowania tych chorób. Ponadto, czynniki alergiczne i psychosomatyczne są na czele dyskusji. Nawet jeśli jest to możliwe.

Jeśli dostępne dane nie pozwalają na taką analizę, zostanie ona tutaj krótko omówiona ze względu na zastosowany model warunków skrajnych.

Astma dzisiaj częściowo odnosi się do zaburzeń nerwowych oddychania. Astmatyk cierpi z powodu trudnego oddychania (zwłaszcza wydechowego) z powodu zwężenia oskrzeli, które są małymi gałęziami oskrzeli prowadzącymi do pęcherzyków płucnych. Zwężenie może być spowodowane zapaleniem lub obrzękiem w wyniku reakcji alergicznej. Zwężenie oskrzeli jest również często spowodowane lub nasilone przez skurcze. Ściany oskrzeli składają się z mięśni autonomicznych, tj. mięśni wpływających wegetatywnie. [57)]
Ten proces zwężania skurcza również szyjki pęcherzyków płucnych i zapobiega całkowitemu ucieczce powietrza. Naturalną reakcją na ten stan lękowy jest niepokój, który powoduje dalsze skurcze i zwężenia małych mięśni oskrzelowych. Skurcze mięśni oskrzeli mogą występować również w innych chorobach układu oddechowego. [58)] Jeśli na przykład w trakcie choroby wieku dziecięcego lub kaszlu alergicznego wystąpiły takie stany chorobowe, ma

miejsce tzw. proces sygnalizacyjny. Jeśli występują oznaki trudności w oddychaniu lub nawet jeśli spojrzysz na alergen (substancje uczulające, np. siano), pojawia się silny niepokój, który powoduje dodatkowe zakłócenie oddychania. [59] (patrz rozdział 2.4.)

4.3.7.2 Czynniki społeczne i psychospołeczne wpływające na sytuację społeczną i psychospołeczną

W tym badaniu uwzględniono choroby narządów oddechowych - 35 % z nich znajduje się na siódmym miejscu wśród badanych grup chorobowych. Blohmke pisze jednak, że przewlekłe zapalenie oskrzeli z jego wtórnymi chorobami stało się jedną z najczęstszych przyczyn zwolnień lekarskich w medycynie społecznej. [60] Wiadomo również, że przewlekłe zapalenie oskrzeli występuje częściej w krajach o mokrych i mroźnych zimach. Tam również szczególnie powszechne są przeziębienia. [61] Choroby narządów oddechowych występują częściej u mężczyzn niż u kobiet. (40%:32%).

Według literatury różnice są znacznie większe. [62] Wyjaśnienie tego można uzyskać na podstawie czynników omówionych w niniejszej sekcji.

Graphik 23: Die Häufigkeit der Krankheiten der Atmungsorgane in den verschiedenen Altersklassen

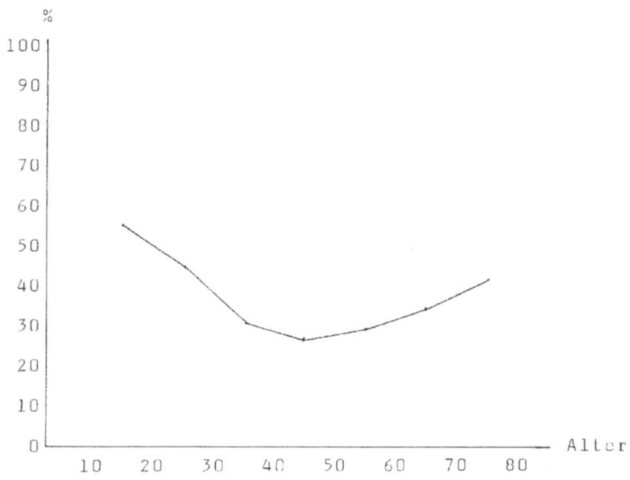

Przebieg chorób narządów oddechowych związanych z wiekiem jest typowy dla faktu, że w grupie tej notowano zarówno łagodne, jak i ciężkie choroby przewlekłe.

Wysoki odsetek nastolatków wynika głównie z częstego zapalenia oskrzeli oraz chorób zatok i gardła. Podatność na nią maleje wraz z wiekiem dorosłym.

Postęp wieku jest oczywisty w przedziale wiekowym od 40 do 80 lat, co wraz z różnymi innymi czynnikami wskazuje na procesy starzenia się. W trakcie procesu starzenia się tkanka płuc traci elastyczność i substancję w różnym stopniu. [63)] Dodatkowo częstotliwość występowania chorób przewlekłych i złośliwych owrzodzeń zaczyna wzrastać od tego wieku. (zob. rysunek 25)

Nie było prawie żadnych różnic związanych z pracą. We wszystkich grupach zawodowych częstotliwość ta wynosiła około 30 %, natomiast istniejące ustalenia dotyczące poważnych chorób narządów oddechowych, takich jak rozedma lub rak płuc, wykazały wyższy odsetek pracowników płci męskiej niż urzędników i pracowników. [64)] Przypisanie tego faktu do faktu, że ciężka praca fizyczna

np. wystąpienie rozedmy (wzdęcia płuc). Potwierdza to również Tabela 38, która pokazuje, że pacjenci pracujący w nocy, w systemie zmianowym i na stałe są najczęściej reprezentowani z 46%. Chociaż nie było różnic w stresie psychicznym.

Tabela 38: Rozkład częstotliwości według obciążenia pracą (N=223)

| | |
|---|---|
| Praca w nocy i w systemie zmianowym | 46% |
| akord | 33% |
| Silne obciążenia profesjonalne/dodatkowe | 26% |
| Duża odpowiedzialność | 37% |
| Brak szczególnych naprężeń | 32% |
| Zawód i stała praca w niepełnym wymiarze czasu pracy | 46% |

Ponadto oczekuje się, że zanieczyszczenie środowiska, w szczególności pochodzące z oparów przemysłowych, oraz rosnące zagęszczenie ruchu pojazdów silnikowych przyczynią się w szczególności do rozwoju chorób płuc. [65)] Jednakże, ponieważ jakość życia w zlewni tej praktyki lekarskiej jest stosunkowo wysoka, różnice w otoczeniu mieszkania były odpowiednio niewielkie. (patrz tabela 39)

Tabela 39: Rozkład częstości występowania chorób narządów oddechowych w zależności od otoczenia mieszkania (N=223)

| | |
|---|---|
| Apartament w kolorze zielonym | 33% |
| Mieszkanie na małej, uczęszczanej ulicy. | 34% |
| Mieszkanie na głównej ulicy | 37% |

Tabela 40: Rozkład częstości występowania chorób narządów oddechowych w zależności od warunków mieszkaniowych (N=223)

| | |
|---|---|
| Bardzo ciasno w przestrzeni kosmicznej. | 41% |
| Ograniczona przestrzeń | 33% |
| Po prostu wystarczająco duży. | 37% |
| Każdy członek rodziny ma miejsce na wycofanie się. | 32% |

Gdyby dopuścić warunki mieszkaniowe jako rodzaj zmiennej stratyfikacyjnej, byłoby to zgodne z ustaleniami, że choroby te występują częściej w niższych warstwach społecznych. Częstotliwość ta nie może być jednak wyjaśniona w ten sam sposób w odniesieniu do poszczególnych klas społecznych. Wspólne życie na małej przestrzeni sprzyja chorobom dróg oddechowych, które bardzo często są wywoływane przez infekcje.

Oprócz endogenicznego zmniejszenia odporności dróg oddechowych i nawracających infekcji wywołanych przez bakterie i wirusy, Valentin i Woitowitz uważają, że długoletni krzew nikotynowy jest istotnym czynnikiem powodującym poważne choroby układu oddechowego. [66)] Badania patologiczne dowodzą, że wraz z siłą i czasem trwania palenia, przednowotworowe i złośliwe zmiany w błonie śluzowej oskrzeli nasilają się. Innym dowodem na wzrost ryzyka zachorowania na raka płuc jest spadek śmiertelności byłych palaczy z powodu raka płuc. [67)]

Wyniki tego badania potwierdzają również, że palenie papierosów jest pozytywnie związane z chorobami układu oddechowego. Odsetek tych pacjentów to znacznie więcej osób palących niż niepalących. (zob. tabela 41)

Tabela 41: Rozkład częstotliwości występowania chorób układu oddechowego u osób palących i niepalących (N=223)

| | |
|---|---|
| Ciężki palacz. | 43% |
| Umiarkowany palacz | 30% |
| niepalący | 29% |

Jedynymi korelacjami, jakie stwierdzono, były współczynnik regresji 0,13 dla palaczy i 0,10 dla RF funkcjonalnego.

Związek z funkcjonalnym RF, np. nadciśnienie tętnicze itp. (zob. rozdział 4.1) można wyjaśnić faktem, że ogólny stan tych chorób jest silnie osłabiony, np. przez ciężki kaszel, i często ma wpływ na stan zdrowia.

Podsumowanie:

Nie pojawiły się żadne nowe aspekty dla tej grupy chorób. Niemniej możliwe było potwierdzenie poprzez te wyniki już znanych zjawisk, takich jak ciężka praca fizyczna czy autobus nikotynowy.

Dziś jednak zakłada się również z całą pewnością, że np. każda astma, bez względu na to, jak się rozwinęła, ma silny cień psychologiczny.
Jak strach, który powoduje duszność i duszność. [68] Zwraca się również uwagę, że w przypadkach psychosomatycznych kluczowe znaczenie ma indywidualny rozwój dziecka i konflikty. [69]
Dotychczas różne przykłady pokazują, jak na skutek stresu psychospołecznego mogą powstawać zaburzenia fizyczne w najważniejszych wegetatywnych obszarach funkcjonalnych - układzie sercowo-naczyniowym, układzie pokarmowym, napięciu mięśni i oddychaniu. Inne obszary, w których w ostatnim czasie coraz częściej dyskutowano o psychologicznych czynnikach wpływających (np. rak), nie mogą być omawiane bardziej szczegółowo w tym badaniu. Niektóre wyniki, które są widoczne ze względu na ich częstotliwość lub które nie są brane pod uwagę w większości badań epidemiologicznych, są następujące. (np. choroby przewlekłe).

### 4.3.8 Zakłócenia w regionie żylnym

Ten kompleks skarg jest badany pod kątem aspektów społecznych ze względu na jego częstotliwość. W literaturze socjologicznej nie znaleziono porównywalnych wyników dla Austrii.

Chociaż częstość występowania zmian żylnych i zaburzeń żylnych była w ostatnich latach uważana za wysoką, a praktycy zgłaszali dużą liczbę pacjentów żylnych, brakuje dokładnych danych liczbowych.

Szeroko zakrojone badanie seryjne w Szwajcarii70) (w latach 1959-1978 przebadano 3744 mężczyzn i 785 kobiet zatrudnionych w firmie chemicznej pod kątem takich chorób) dało po raz pierwszy wyniki. Jedyną wadą było to, że rozkład ten nie odpowiadał całkowitej liczbie ludności. Matki dzieci i np. emeryci nie byli brani pod uwagę. Drugie badanie terenowe (1979), znane jako badanie w Tybindze, uśredniło badanie przeprowadzone przez ludność zamieszkującą tereny wiejskie i miejskie. [71)]
Niektóre wyniki są bardzo podobne do wyników własnego badania i zostaną przedstawione później.

#### 4.3.8.1 Wymagania teoretyczne

Zadaniem żył jest transport krwi z tkanki. W przypadku zaburzeń lub chorób, odpady metaboliczne pozostają w tyle. (Na przykład, przyczyną żylaków są zaburzenia odżywcze skóry.) Badana klientela składa się głównie z następujących chorób: Żylaki, wrzody żylaków, zapalenie żył z ryzykiem zakrzepicy i hemoroidów.

Od strony medycznej, wrodzone osłabienie ściany żylnej i zastawek jest często wymieniane jako przyczyna chorób żylnych. [72)] To często prowadzi do powstawania żylaków i późniejszych dolegliwości. Zakrzepica może wystąpić między innymi z powodu zmiany ściany naczynia, ale także z powodu zmniejszenia właściwości przepływu krwi.

#### 4.3.8.2 Czynniki wpływające na społeczeństwo

Jak już wspomniano, dolegliwości żylne występują stosunkowo często. W tym materiale testowym 40% miało takie objawy. Spośród pacjentów płci męskiej, 29% było dotkniętych chorobą, a wśród kobiet - 45%. We wspomnianych wcześniej badaniach w Tybindze (4530 osób pozornie zdrowych), 56% mężczyzn i 60% kobiet wykazało niewielkie zmiany żył. Zmiany o znaczeniu klinicznym stwierdzono u 12% mężczyzn i 16% kobiet.

Jak pokazuje krzywa wieku (zob. wykres 24), dolegliwości te zazwyczaj zaczynają się między 30 a 40 rokiem życia i nadal rosną wraz z wiekiem. Wynik ten jest również wymieniony w badaniu i podkreśla, że zaburzenia żylne nie są w żadnym wypadku tylko problemem dla osób starszych.

Graphik 24: Altersmäßiger Anstieg bei Störungen im venösen System

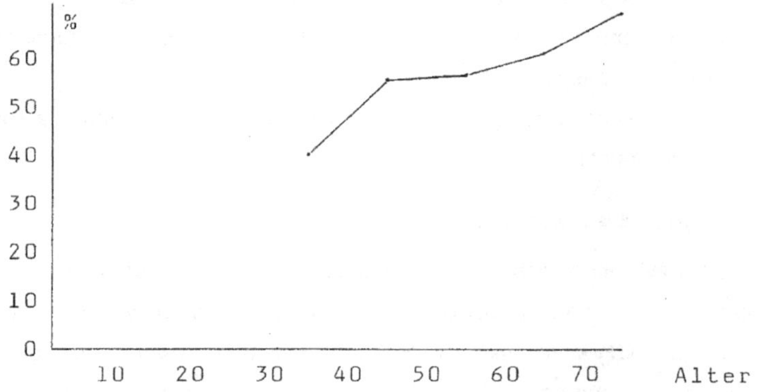


Wyciąg z wyników badania wspomina o aspektach zawodowych tylko w takim zakresie, w jakim 5 % respondentów czuje się osłabiona w swoim zawodzie z powodu niewydolności żylnej. [74)]

Wiadomo jednak, że ludzie z przeważającą liczbą miejsc siedzących lub stojących są bardziej podatne na choroby żylne. Na przykład kierowcy autobusów, kasjerzy, asystenci sklepowi itp. (zob. tabela 42)

Tabela 42: Rozkład częstotliwości występowania chorób żylnych według grup zawodowych (N=252)

| | |
|---|---|
| Pracownicy niewykwalifikowani, kelnerzy, opiekunowie, pracownicy budowlani, inne zawody usługowe | 54% |
| Sprzedawca, pracownik wykwalifikowany, kierowca ciężarówki, fryzjer, urzędnik służby cywilnej o prostej obsłudze. | 54% |
| brygadzista, urzędnik państwowy, sekretarz, maszynista lokomotywy, pracownik wykwalifikowany, asystent techniczny | 40% |
| Właściciele sklepów detalicznych, wykwalifikowani pracownicy biurowi, wykwalifikowani pracownicy wykwalifikowani pracownicy wykwalifikowani. | 49% |
| Nauczyciel w szkole podstawowej, inżynier, kierownik, urzędnik państwowy | 37% |
| Pracownicy naukowi, właściciele i dyrektorzy zarządzający dużych przedsiębiorstw | 33% |
| uczeń, uczeń, student | |
| gospodyni | 57% |

Gospodynie domowe tworzą własną grupę. Prowadzą z 57%. Może to również wynikać z faktu, że różnica między płciami jest stosunkowo duża. Jednakże, jak pokazało jednowymiarowe wyliczenie, gospodynie domowe nie są tak silnie reprezentowane w tym badaniu, że akumulacja pewnych przypadków może być przez to wyjaśniona. (patrz załącznik).

Nie można odpowiedzieć na pytanie, czy szczególne czynniki hormonalne odgrywają tu jakąś rolę.

Tabela 43 pokazuje, że ciąża i poród stanowią zwiększone obciążenie dla układu żylnego. Jednak te wartości procentowe można uznać jedynie za wskazówkę, ponieważ nie było istotnych korelacji. Według badania przeprowadzonego w Tybindze, kobiety i matki z więcej niż dwiema ciążami mają dwa razy więcej chorób żylnych niż kobiety, które nie mają tych kryteriów. 75)

Tabela 43: Rozkład częstości występowania chorób żylnych według liczby dzieci (N=252)

| | |
|---|---|
| 1 dziecko | 46% |
| 2 dzieci | 48% |
| 3 dzieci | 50% |
| 4 i więcej dzieci | 64% |
| Nie ma dzieci | 40% |

Jak pokazuje tabela 4 w rozdziale RF, istnieje zwiększone ryzyko wystąpienia dyskomfortu żylnego, w szczególności w przypadku podwyższonego poziomu cukru we krwi, nadwagi, wysokiego ciśnienia krwi i podwyższonego poziomu tłuszczu. Niektóre z nich korelują z bardzo pasywnym stopniem ruchu. Istnieje również pozytywny związek z dolegliwościami żylnymi. (Część. Współczynnik korygujący 0,14)

Związek między dolegliwościami żylnymi a innymi chorobami: Współzależność ta wytworzyła następujące współczynniki:

| **Choroby układu mięśniowo-szkieletowego** | |
|---|---|
| Choroby w układzie żylnym. | .28 |
| Choroby układu rozrodczego | .20 |
| choroby układu krążenia | .19 |
| znaczna nadwaga | .16 |
| Choroby wątroby/pęcherzyka żółciowego | .13 |
| konsekwencje wypadków | .13 |

## 4.3.9 Choroby przewlekłe

4.3.9.1 Wymagania teoretyczne

W literaturze wielokrotnie krytykowany jest fakt, że chociaż choroby są rejestrowane, nie podaje się danych liczbowych dotyczących tego, czy są to choroby łagodne czy ciężkie. [76)] Stopień ciężkości choroby nie zależy jednak od nasilenia objawów w momencie badania, lecz od stopnia trwałego uszczerbku na zdrowiu pacjenta. To również upośledza lub zakłóca środowisko pacjenta. Teraz można było mieć nie tylko indywidualnego pacjenta, ale także jego pole społeczne, częściowo ponad pokoleniowe, jako obiekt obserwacji.

Graphik 25: Die Häufigkeit der schweren chronischen Krankheiten und bösartigen Geschwüren nach dem Alter

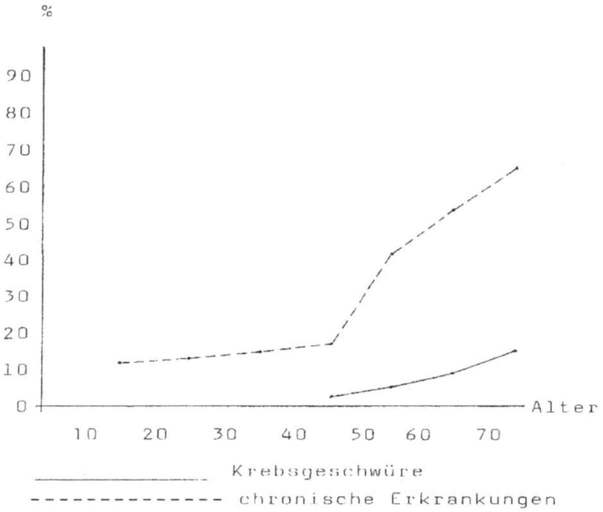


Spośród 637 badanych pacjentów 39% cierpiało na schorzenie przewlekłe, przy czym mężczyźni i kobiety cierpieli równie często (40%:39%).

4.3.9.2 Czynniki wpływające na społeczeństwo

Zgodnie z oczekiwaniami, trwałe upośledzenie zdrowia wzrasta wraz z wiekiem, zwłaszcza od 40 roku życia. Wysoki odsetek wdowców przewlekle chorych (osoby samotnie wychowujące dzieci) jest problemem społeczno-politycznym. Ponieważ upośledzenie zdrowia wymagałoby w większości przypadków stałej opieki nad osobami, których to dotyczy. Nie zawsze jest możliwa pomoc w rodzinie. (patrz również tabela 45) Prawie nie ma różnic zawodowych.

Tabela 44: Rozkład częstości występowania chorób przewlekłych według stanu cywilnego (N=250)

| | |
|---|---|
| osoba samotnie wychowująca dziecko | 17% |
| małżeństwo | 45% |
| wdowy | 63% |

Tabela 45: Rozkład częstotliwości występowania schorzeń przewlekłych według typu rodziny N=250)

| | |
|---|---|
| Para z 1 dzieckiem | 39% |
| Para z dwójką dzieci | 45% |
| Para z trójką dzieci | 47% |
| Para z czwórką lub więcej dzieci | 42% |
| para bez dziecka | 55% |
| Pojedynczy | 57% |
| 1 rodzic z 1 dzieckiem | 19% |

Obciążenie pracą wydaje się odgrywać większą rolę tylko wśród pracowników nocnych i zmianowych. (sh.Tab.46) Pacjenci z chorobami przewlekłymi są tu częstsi. Z drugiej strony, takie choroby oznaczają, że fizycznie i psychicznie uciążliwe czynności, takie jak praca zmianowa, nie mogą być dłużej wykonywane, tak więc zmiana pracy staje się konieczna. Nie jest rzadkością ubieganie się o wcześniejszą emeryturę. (patrz tabela 47)

Tabela 46: Rozkład częstotliwości występowania stanów przewlekłych w zależności od obciążenia pracą N=250)

| | |
|---|---|
| Praca w nocy i w systemie zmianowym | 52% |
| Silne dodatkowe obciążenia | 41% |
| Duża odpowiedzialność | 43% |
| Brak szczególnych opłat | 48% |
| Zawód i stała praca w niepełnym wymiarze czasu pracy | 31% |

Tabela 47: Rozkład częstotliwości występowania dolegliwości przewlekłych w zależności od zawodu w czasie choroby (N=250)

| | |
|---|---|
| Praca | 42% |
| Bezrobotni (niedostatecznie reprezentowani) | |
| Emeryt/rencista, emeryt/rencista | 70% |
| Pracująca gospodyni domowa z rodziną | 36% |
| gospodyni | 43% |
| wcześniejszy emeryt | 90% |

Fakt, że pacjenci cierpiący na chorobę przewlekłą są nie tylko sami dotknięci chorobą, ale również stanowią szczególny problem dla rodziny, ilustruje fakt, że 41% chorych miało problemy rodzinne zaobserwowane lub przytoczone, w porównaniu z 26% w przypadku, gdy takich problemów nie ma. Analiza regresji wykazała również słaby wpływ (0,15) czynników stresogennych na te warunki. Również w tym przypadku wykazano, że "indywidualne i funkcjonalne" czynniki ryzyka mają wpływ na rozwój chorób przewlekłych. (Współczynnik korygujący częściowy 0,19 i 0,09)

Połączenie przewlekłych dolegliwości z różnymi chorobami:

| | | |
|---|---|---|
| **Chroniczne cierpienie** | - choroby metaboliczne (np. dna moczanowa) | .22 |
| | - Nowotwory złośliwe | .20 |
| | - choroby układu krążenia | .18 |
| | - Choroby układu mięśniowo-szkieletowego | .17 |
| | - Choroby neurologiczne | .15 |
| | - Choroby nerek/przewodu moczowego | .15 |
| | - choroby zakaźne | .13 |
| | - Konsekwencje wypadków, obrażenia wojenne | .11 |

Te wzajemne powiązania są dość interesujące, ponieważ pokazują, które choroby stanowią szczególnie wysokie ryzyko trwałego uszczerbku na zdrowiu.

Znaczenie uwzględniania przypadków przewlekłych w dochodzeniu epidemiologicznym zostało wykazane na podstawie uzyskanych wyników. Dobra 1/3 pacjentów w tej ogólnej praktyce jest trwale narażona na uszczerbek na zdrowiu, przy czym można zaobserwować progresję wieku od 40 lat. Nie ma różnic dotyczących płci. Wdowy stanowią największą część wszystkich pacjentów przewlekle chorych. Są to przeważnie osoby samotne, wymagające stałej opieki medycznej, ale z pewnością również wsparcia ze strony rodziny.

# 5 STRESZCZENIE I PERSPEKTYWY

Punktem wyjścia tej pracy była kartoteka pacjenta w przychodni ogólnej oraz dodatkowe informacje od lekarza pierwszego kontaktu, zwłaszcza o sytuacji rodzinnej jego pacjentów. W ten sposób można założyć jasno zdefiniowaną i zdiagnozowaną chorobę oraz podjąć próbę ustalenia związku między tymi czynnikami a najczęstszymi chorobami poprzez systematyczne rejestrowanie jak największej liczby czynników strukturalnych i czynników stresowych ukierunkowanych na zdarzenia. Choroba nie może być rozpatrywana w odosobnieniu, ale jako relacja funkcjonalna. Istotne jest to, że przez chorobę rozumie się reakcję, która może przejawiać się w danym narządzie, ale która emanuje z organizmu jako całości i dotyczy go jako całości.

Fakt, że choroby psychiczne i fizyczne związane ze stresem stały się poważnymi problemami zdrowotnymi w ostatnich dziesięcioleciach i że epidemie chorób zakaźnych już dawno je wyprzedziły, był decydującym czynnikiem w teoretycznych rozważaniach stojących za tą pracą. Zastosowano koncepcję stresu, która zakłada, że przyczyny zewnętrzne, które świadomie lub nieświadomie wpływają na człowieka, wywołują reakcje u danej osoby w celu jej ochrony. Podniecenie psychiczne, takie jak strach lub złość, może wystąpić i służyć jako świadome znaki ostrzegawcze o niebezpieczeństwie. Te bodźce wyzwalają procesy w centralnym układzie nerwowym, takie jak uwalnianie hormonów stresu, które powodują zmiany w funkcjonowaniu organizmu. Na przykład, ciśnienie krwi wzrasta, mięśnie się napinają, mięśnie się rozluźniają, a ciśnienie krwi wzrasta.

Zwiększona aktywność serca itp. Krok po kroku wyjaśniono, w jaki sposób takie normalne reakcje aktywacyjne mogą być wykolejone przez stałe bodźce lub wyczerpanie i mogą skutkować zaburzeniami i chorobami wegetatywnymi.

## *5.1 Aspekty koncepcji stresu*

Następujące aspekty koncepcji stresu są ponownie podkreślone:

a) Stres najlepiej wyobrazić sobie jako specyficzny proces mediacji pomiędzy środowiskiem a jednostką. W tym przypadku uwzględnia się zarówno wymagania środowiska, w którym żyjemy, jak i własne zdolności do odpowiedniego reagowania.

b) Mnogość różnych warunków - stały stres lub nieoczekiwane zdarzenia - może powodować stres. Wtórne jest to, czy mają one charakter negatywny czy pozytywny. Liczne dodatkowe składniki - klimatyczny, czasowy, konstytucyjny - determinują intensywność i zakres związanej z tym reakcji.

c) Jednostka reaguje na nadzwyczajny stres całym swoim organizmem.

d) Różne osoby reagują różnie i nie zawsze w ten sam sposób na tę samą sytuację. Procesy uczenia się zostały wspomniane jako możliwe wyjaśnienie tego faktu.

e) Należy założyć, że ludzie mają mechanizmy przetwarzania stresu, przez które mogą wpływać na genezę choroby. Ponieważ każde szkodliwe dla zdrowia zachowanie związane ze stresem jest wynikiem rozwoju osobistego, który musi zostać rozpoznany, aby zmiana była możliwa. Ten proces przetwarzania obejmuje procesy percepcji i interpretacji sytuacji oraz wybór odpowiednich alternatyw dla działania. Rodzaj Formy przetwarzania są kształtowane przez wpływy społeczne. Z jednej strony przekazywana jest percepcja i interpretacja sytuacji, tj. również sytuacji ryzyka lub stresu poprzez socjalizację, z drugiej strony wybór konkretnych strategii radzenia sobie również zależy od dostępnych zasobów. Możesz nauczyć się żyć w stresie i odpowiednio dostosować swoje oczekiwania.

f) Wybór pewnych form radzenia sobie ze stresem nie tylko wpływa na konsekwencje dla rozwoju i przebiegu chorób, ale może mieć również efekt podnoszenia świadomości w związku z genezą choroby.

g) Wreszcie, wskazuje się, że reakcje fizjologiczne na stres muszą być oceniane inaczej, ponieważ należy założyć, że każda osoba ma swój specyficzny zakres odporności.

### 5.2 Przegląd głównych wyników

W empirycznej części tej pracy zinterpretowano i omówiono teorie, hipotezy, definicje i wyniki. W pierwszej części pracy omówiono aspekty czynników wpływających i najważniejszych klasycznych czynników ryzyka: ich korelację z danymi socjologicznymi, ich wzajemne powiązania oraz ich wpływ na różne choroby.

Głównym celem tego badania była analiza najczęstszych grup chorób według podobnego schematu. Przede wszystkim jak najwięcej czynników wpływających powinno być związanych z chorobą jako forma reakcji. Konkretnym pytaniem było zatem, czy korelacje między czynnikami strukturalnymi i czynnikami stresogennymi z jednej strony, a różnymi zaburzeniami zdrowotnymi i chorobami z drugiej strony, można wykazać statystycznie.

W interpretacji ich własnych ustaleń zawsze odwoływano się do innych badań medyczno-socjologicznych, chociaż koncentrują się one głównie na określonej chorobie (np. atak serca) lub wpływie pewnego czynnika ryzyka.

Duża część wyników własnych jest zgodna z ustaleniami literatury, co podkreśla prawdziwość danych. Istnieją pewne niedociągnięcia, np. w zakresie gromadzenia danych strukturalnych, z których niektóre zostały uzupełnione raczej ogólnymi wskaźnikami. Nie sposób było również uniknąć zastosowania niektórych zmiennych opartych na subiektywnej ocenie lekarza. Krytyka może być zatem uzasadniona, że subiektywne efekty nie są mierzalne i że zdarzenia nie powinny być nadinterpretowane.

Spośród licznych wydarzeń omawianych w tekście, najważniejsze z nich zostaną podsumowane tutaj ponownie. Dodatkowo podstawowa hipoteza w formie schematycznej:

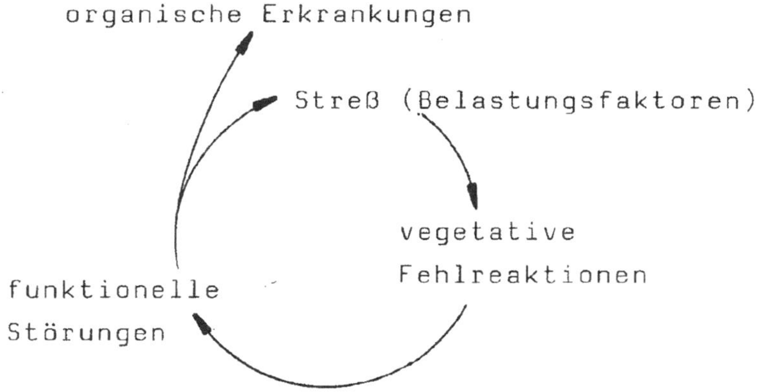


Te założone korelacje można częściowo potwierdzić. Obliczone korelacje wskazują, że zarówno strukturalne, jak i strukturalne, a także.

Przede wszystkim, czynniki stresowe zorientowane na wydarzenia mogą w coraz większym stopniu prowadzić do zaburzeń funkcjonalnych i wpływać na różne choroby organiczne. To również przemawia za podejściem opartym na wydarzeniach życiowych.

Kolejne założenie, że zaburzenia te stopniowo przejawiają się i prowadzą do chorób organicznych, nie mogło być wystarczająco wyjaśnione. Analiza wykazała jedynie, że pacjenci z zaburzeniami czynnościowymi wykazują większą tendencję do chorób żołądkowo-jelitowych lub migreny. Ulepszone skale, które mogłyby być stosowane również w innych populacjach, doprowadziłyby prawdopodobnie do bardziej znaczących wyników.

### 5.2.1 Wyniki indywidualne

1. Spośród badanych chorób, najczęściej wymieniane były dolegliwości wegetatywne (zaburzenia czynnościowe), choroby układu krążenia,

choroby układu mięśniowo-szkieletowego, zaburzenia układu żylnego, choroby narządów oddechowych i choroby przewodu pokarmowego. Rzadkie nowotwory złośliwe, zaburzenia psychologiczne i choroby neurologiczne. Całkowity rozkład częstotliwości grup diagnostycznych przedstawiono w tabeli 13.

2. Różnice związane z płcią stwierdzono przede wszystkim w poniższych punktach: Zaburzenia układu żylnego, choroby układu mięśniowo-szkieletowego, migreny, chorób wątroby i pęcherzyka żółciowego. Pacjentki dominują w tych chorobach. Choroby narządów oddechowych, banalne infekcje, choroby nerek i dróg moczowych oraz inne choroby metaboliczne występują częściej u mężczyzn.

3. Zgodnie z przewidywaniami, choroby zwiększają się wraz z wiekiem, zwłaszcza te, które powodują trwałe pogorszenie stanu zdrowia, co z pewnością wynika głównie z normalnego procesu starzenia się. Uderzające jest jednak to, że szczególnie dolegliwości wegetatywne, ale także choroby układu krążenia, występują już bardzo często u ludzi młodych. Sugeruje to, że istnieją mechanizmy, które nie mają nic wspólnego z fizjologicznym procesem starzenia się, ale które zwiększają ryzyko wystąpienia choroby.

4. Czynniki wpływające na zawód nie pojawiły się w takim stopniu, w jakim można się tego spodziewać. W przypadku chorób układu krążenia, osoby pracujące głównie w pozycji siedzącej są prawdopodobnie bardziej zagrożone. W związku z tym pracownicy, urzędnicy państwowi oraz członkowie średnich i wyższych warstw społecznych są bardziej skłonni do zachorowań na te choroby. Nie udało się jednak potwierdzić założenia, że wielka odpowiedzialność w pracy sprzyja chorobom związanym ze stresem. Dodatkowe obciążenia zawodowe i rodzinne wykazują pozytywne korelacje z najczęstszymi chorobami. Najważniejsze z nich to kobiety, które muszą koordynować życie zawodowe i rodzinne, a także pacjenci ze stałą linią boczną. Osoby ciężko pracujące fizycznie są

bardziej podatne na choroby układu mięśniowo-szkieletowego i narządów oddechowych.

5. Czynniki stresu zorientowane na wydarzenia (np. śmierć partnera lub bliskiego krewnego, rozwód itp.) oraz problemy rodzinne wydają się wpływać głównie na choroby układu krążenia, dolegliwości wegetatywne, migrenę, choroby wątroby i pęcherzyka żółciowego. Nie było jednak dowodów na związek z takimi czynnikami w chorobach przewodu pokarmowego, które w literaturze określa się mianem klasycznych chorób psychosomatycznych. Ponadto od innych autorów, z wyjątkiem owrzodzeń żołądka, nie są dostępne zadowalające wyniki. Sugeruje się, że pacjenci z przewodu pokarmowego mogą być grupą heterogeniczną w sensie medycznym, zawierającą różne obrazy kliniczne.

6. Wskaźniki klasycznych czynników ryzyka są w dużej mierze wzajemnie powiązane. Szczególnie uderzająca jest korelacja pomiędzy nadwagą i zwiększonym poziomem tłuszczu oraz wysokim ciśnieniem krwi. Istnieje również związek między wysokim poziomem cukru we krwi a wysokim ciśnieniem krwi.

7. Klasyczne czynniki ryzyka, takie jak wysokie ciśnienie krwi, podwyższony poziom tłuszczu, nadwaga, nikotyna itp. są odpowiedzialne przede wszystkim za choroby układu krążenia, choroby wątroby oraz choroby pęcherza żółciowego, choroby nerek i inne choroby metaboliczne (np. podagra) stanowią zwiększone ryzyko. W tym badaniu wzięto pod uwagę zarówno wpływ poszczególnych RF na różne choroby, jak i fakt, że często kilka RF jest obecnych razem u jednego pacjenta i odgrywa rolę wzmacniającą w genezie choroby.

8. Dotychczas zakładano, że konstytucyjne czynniki wpływające (habitus i temperament) są związane z genezą choroby, ale odpowiednie dane liczbowe są trudno dostępne. Nasza własna analiza sugeruje, że hipoteza ta odnosi się do niektórych chorób: zaburzenia czynnościowe okazały się niezależne od przyzwyczajenia, ale korelują pozytywnie z

temperamentem cholerycznym i melancholicznym. Wszystkie pozostałe grupy chorób wykazywały różnice procentowe, ale nie stwierdzono istotnych korelacji. Wśród pacjentów z chorobami serca i układu krążenia, na przykład, coraz częściej występują pikniki i hybrydy piknikowe.

9. Interesujące jest to, że pacjenci, którzy mają szczególnie niespokojną postawę w zakresie w odniesieniu do ich skarg, wykazują wyraźną pozytywną korelację z zaburzeniami wegetatywnymi i migreną. Wyniki te zgadzają się z teorią, że strach staje się wzmacniaczem istniejących reakcji wegetatywnych.

Wreszcie, należy ponownie podkreślić, że klasyczne RF, jak również czynniki strukturalne i czynniki stresowe zorientowane na zdarzenia nie muszą koniecznie prowadzić do choroby na własną rękę. Jednakże obecność lub zbieg okoliczności kilku czynników wpływających może mieć efekt dodatku w odniesieniu do choroby. W najnowszej literaturze dużą wagę przypisuje się cechom konstytucyjnym i osobowościowym jednostki, zwłaszcza w odniesieniu do skutków stresujących wydarzeń.

Uzyskane relacje i dystrybucje pozwalają na wgląd w to, jak ważne jest, aby pacjent był osadzony w jego strukturze interakcji społecznych. Być może niektóre środki zapobiegawcze lub oferowanie alternatywnych sposobów działania mogłyby, zwłaszcza w przypadku zaburzeń nerwowych i chorób, zapewnić ich skuteczne leczenie na wczesnym etapie.

W szczególności składniki społeczne powinny być również włączone do leczenia. Liczba lekarzy, którzy przede wszystkim kwestionują środowisko społeczne swoich pacjentów, a nie tylko leczą samą chorobę, jest wciąż stosunkowo niewielka. Jedną z przyczyn takiego stanu rzeczy może być obecna forma zwrotu kosztów świadczeń dla lekarzy, która obejmuje tylko konkretne leczenie chorób. Jest to zatem nie tylko przemyślenie, które powinno się rozpocząć od szkolenia lekarzy, ale także problem społeczno-polityczny.

# 6 Bibliografia

Abholz, Heinz H., Choroba i sytuacja społeczna, wyniki badania Epidemiologia społeczna, Frankfurt/Men: Campus Verlag, 1976 Adam, Johannes: Einführung medizinische Statistik, Berlin: 1966.

Blohmke, Maria: Kurs ekologiczny: część Medycyny społecznej, Stuttgart:, Enke Verlag, 1979 r.

Canguilhem, Georges, The Normal and the Pathological, Monachium, C. Hanser, 1974

Denz, Hermann, Analysis of Latent Structures, Monachium: Francke, 1982
Deppe, Hans-Ulrich, Praca przemysłowa i medycyna, O socjologii medycyny Instytucje, Frankfurt: Athenaeum Fischer Paperback, 1973 r.

Dohrenwend, Barbara Snell u. Dohrenwend: Bruce, P., Stressful Life Events: Ich natura i skutki, John Wiley & Sons, Inc., 1974 r.

Durkheim, Emile, zasady metody socjologicznej
Francke, Manfred, The medical problems of the concept of health, Heidelberg: A. Hüthig, 1970.

Goode William, J. Struktura rodziny, Kolonia i Opladen: Wydawnictwo Zachodnioniemieckie, 1966 r.

Haller, Max, Zaburzenia zdrowotne jako doświadczenie osobiste i społeczne, przedstawione na przykładzie młodych pracowników w związkach małżeńskich, memorandum badawcze nr 137, Instytut Studiów Zaawansowanych, Wiedeń: 1979 r.

Handbuch der Sozialmedizin, Ed. Blohmke M., Ferber, Chr., Kisker, K.P., Schaefer, H., Volume I, Grundlagen und Methoden der Sozialmedizin, Stuttgart: 1975, Enke Verlag,1975.

Hartfiel, Günter, Słownik socjologii, Stuttgart: Kröner, 1976.

Hartl, Otmar, Contribution of stress factors to the incidence and rehabilitation of heart attacks, red, Linz, 1976

Hermann, Theo, Psychologia Stylów Edukacyjnych, Wkład d. Sympozjum w Brunszwiku, Getyndze: 1966 r.

Hochrein, M., u. Schleicher, I., medycyna pracy, medycyna społeczna, higiena pracy, 5, 1970 r.

Hollingshead, A.B., und Redlich, F.C., Klasa społeczna i choroba psychiczna, A community study, Nowy Jork: J. Wiley i Sons, 1958 r.

Holm, Kurt, Survey 1, Monachium: Francke, 1975
Holm, Kurt, The Survey 2, Monachium: Francke, 1975
Holm, Kurt, Przesłuchanie 3, Monachium: Francke, 1976
Holm, Kurt, The Survey 5, Monachium: Francke, 1977
Holm, Kurt, ALMO, A Program System for Statisticians and A System for Statisticians and Naukowiec społeczny, 1982 r.

Immich, H., Kurs ekologiczny: część Medycyny społecznej, Stuttgart:Enke Verlag, 1979 r.

Lipiec, Dietmar, Engelbrecht-Greve, Maren, nauka zmiany zachowań stresowych, Reinbek b. Hamburg, 1978

Karmaus, Wilfried, Müller, Verena, Schienstock, G., Stumr, U., Stres w świecie pracy, Bund Verlag: 1979.

Katschnig, Heinz, "Epidemiologia i socjogeneza pierwotna chorób psychicznych", w: A.M. Becker & L. Reiter (Ed.), Psychoterapia jako myślenie i działanie, Monachium: Kindler, 1977 r.

Cancer, Dagmar, Application of stress theory in a field study on homeless people, Mannheim: 1971 (praca dyplomowa)

Kretschmer, powaga, budowa ciała i charakter, badanie w kierunku Konstitutionsproblem und zur Lehre von den Temperamenten, Kretschmer, W., (Ed.) Heidelberg, Nowy Jork: Springer Verlag, Berlin, 1967.

Lazarus, R.S., Psychological Stress and the Coping Process, Nowy Jork: Mc Graw-Hill, 1966.

Levi, Lennart, Society, Stress and Disease, Childhood and Adolescence, Toronto, New York, London, Oxford University Press, 1975.

Lewin, Kurt, Teoria polowa w naukach społecznych, Berno, 1963

Mayntz, Renate, Holm, Kurt, Hübner, Peter, wprowadzenie do metodyk socjologia empiryczna, Opladen: Wydawnictwo Zachodnioniemieckie, 1974 r.

Malewski, Andrzey, zachowanie i interakcja. Teoria zachowania i problem integracji społecznej, Tybinga: J.C.B. Mohr, 1967.

Mead, M., wzorce kulturowe i zmiany techniczne, Paryż: Unesco, 1953 r.

Mechanik, David, Niektóre problemy z rozwojem psychologii społecznej adaptacji do stresu, w: Mc. Grawth (Hrsg.) Social and Psychological Factors in

Stress, Ney York: 1962 r.

Socjologia medyczna, Rocznik 1, Frankfurt: Nowy Jork: Campus Verlag
Menninger, Karl, Das Leben als Balance, Monachium: Kindler, 1974

Mitscherlich, Aleksander, Choroba jako konflikt, Badania psychosomatyczne Medycyna I, Frankfurt: Suhrkamp, 1966 r.

Mosse, Max-G., Kingdom of Virtue, Gustavus, Disease and Social Situation, J. Cromm, (red.) Getynga: J. Cromm, 1977 r.

Parsons, T. and Bales, R., Family, Socialization and Interaction process, N.Y., London, 1966.

Pelletier, Kenneth, R., The new medicine, Health by avoiding stress, Prevention instead of cure. Frankfurt nad Menem; Fischer Publishers, 1982 r.

Pflanz, Manfred, Zmiany społeczne i choroba, Stuttgart: Enke Verlag, 1962 r.
Pflanz, Manfred, Epidemiologia Ogólna, Stuttgart: Thieme, 1973

Ridder, Paul, pacjent w szpitalu, obsługa osobista na der Station, tom I: The Mourning of the Body, Stuttgart: Enke Verlag, 1980 r.

Sacks, 0.W., Migraine, University of California Press, Berkeley, 1970

Schaefer, Hans, Blohmke, Maria, choroby serca z powodu stresu psychospołecznego. Heidelberg: A. Hüthig, 1977 r.

Schaefer, Hans, Blohmke, Maria, Sozialmedizin: Introduction to the Results and Problems of Medical Sociology and Social Medicine, Stuttgart: G. Thieme Verlag, 1972.

Scherg, H., Kurs ekologiczny: część Medycyny społecznej, podstawowe pojęcia epidemiologiczne, Stuttgart: Enke Verlag, 1979 r.

Seidl, Elisabeth, Walter, ja, strach lub informacje w szpitalu, Problemy interakcji między pacjentami, lekarzami i personelem pielęgniarskim, Wiedeń-Monachium-Berna: W. Maudrich, 1979 r.

Selye, Hans, Stress dominuje w naszym życiu, Düsseldorf: 1957 Selye, Hans, biologia supramolekularna, Stuttgart: Schattauer, 1971

Spielberger, Charles, Stres i niepokój, Ryzyko naszych czasów, Weinheim i Bazylea: Beltz Publishers, 1980 r.

Stinchcombe, Arthur, L., Constructing Social Theories, Nowy Jork: Hartcourt, Brace & World, 1968 r.

Strotzka, Hans, Kleinburg: Eine sozialpsychiatrische Feldstudie, Wiedeń: österreichischer Bundesverlag, 1969,

Strotzka, Hans, Wprowadzenie do psychiatrii społecznej, Reinbek b. Hamburg: Rowohlt, 1965 r.

Thalmayr, Christina, Theorien zur Erklärung des Problem der Überforderung insbesondere in der Arbeitsplatz und seine Auswirkungen auf das Verhalten, Linz: 1977 (praca dyplomowa)

Vaskovics, Laszlo, Socjalizacja rodzinna i religijna, Wiedeń: Verlag Notring, 1970 r.

Vester, Frederic, zjawisko stresu. Gdzie leży jej pochodzenie, dlaczego jest ważna, co sprawia, że jest zdegenerowana? Stuttgart: 1976 r., Deutsche Verlagsanstalt GmbH, 1976 r.

Weber, Erich, The Leisure Problem, Monachium: 1963 r.
Wolff, Harold, G., ból głowy i inne bóle głowy, Nowy Jork: Oksford University Press, 1963.

Uexküll, Thure von, podstawowe zagadnienia medycyny psychosomatycznej, Reinbek b. Hamburg: Rowohlt, 1963 r.

**Czasopisma**

Amann, Anton "Niektóre krytyczne uwagi na temat koncepcji zdrowia i.d. sozialen Gerontologie", dziennik f.Ger. 6,p.316-324

Argyropoulos, G., Clarici, G., Die Kreuzschmerzpatientin. Diagnoza i diagnostyka oraz Leczenie w praktyce ogólnej i w klinice. Graz. in: Der praktische Arzt, Österreichische Monatsschrift für Allgemeinmediziner, Kongressband, 1976, str. 163 - 66.

Friedmann, M., u. Rosenman, R.H., "Typ A wzorca zachowań: Jego związek z chorobą wieńcową serca". in: Annals of Clinical Research, 3, (1979, S. 300-12)

Homes, T.H., u. Rahe, R.H., "The social readjustment rating scale", in: Dziennik. Rezultat psychosomatyczny, 11, 1967, str. 213-18.

Journal of Health & Social Behavior, grudzień 1981 r., tom 22, nr 4, opublikowany przez Amerykańskie Stowarzyszenie Socjologiczne, S. 339-48.

König, R., Tönnesmann, M., (Ed.) Problems of Medical Sociology, Special Issue 3, Kölner Zeitschrift f. Soziologie und Sozialpsychologie (KZfSS) 1970, S. 10 - 57.

Österreichische Ärztezeitung, HP, nauki medyczne, czasopismo medyczne dla Naturopatia, wrzesień/październik 5/83 r.

Salt, H. EHK Lecture Conference. Choroba doktora-pacjenta, 13/83, s. 985

Schulte, W., ból głowy i osobowość. Projekt, rezonans, Przestrzeń, napięcie i znaczenie. Neurolog 26, 1955 str. 154

Solomon, G.F., Amkraut, A.A. i Kasper, P., "Odporność, emocje i stres". w: Psychoterapia i psychosomatyka, 23, 19, 1974, S. 209 – 17

Valentin, H.M. i Woitowitz, J., przewlekłe zapalenie oskrzeli i rozedma płuc. jako problem zdrowia zawodowego. Internista 5, 1967, str. 165.

Zinnagl, N., The socio-medical significance of venous disorders, The practical doctor, 492, 1984, s. 287.

FSC
www.fsc.org
MIX
Papier | Fördert gute Waldnutzung
FSC® C083411

Kolibri 360 GmbH
Ferdinand-Jühlke-Straße 7
99095 Erfurt, Deutschland
produktsicherheit@kolibri360.de

Druck:
CPI Druckdienstleistungen GmbH
im Auftrag der
Kolibri 360 GmbH
Ferdinand-Jühlke-Str. 7
99095 Erfurt